SpringerWienNewYork

Leonhard Kubizek

Das Geheimnis des Kiver

Ein einfacher Weg zu mehr Lebensqualität
und Zufriedenheit

SpringerWienNewYork

Leonhard Kubizek
St. Leonhard, Östereich

Das Werk ist urheberrechtlich geschützt.
Die dadurch begründeten Rechte, insbesondere die der Übersetzung, des Nachdruckes, der Entnahme von Abbildungen, der Funksendung, der Wiedergabe auf photomechanischem oder ähnlichem Wege und der Speicherung in Datenverarbeitungsanlagen, bleiben, auch bei nur auszugsweiser Verwertung, vorbehalten. Die Wiedergabe von Gebrauchsnamen, Handelsnamen, Warenbezeichnungen usw. in diesem Buch berechtigt auch ohne besondere Kennzeichnung nicht zu der Annahme, dass solche Namen im Sinne der Warenzeichen- und Markenschutz-Gesetzgebung als frei zu betrachten wären und daher von jedermann benutzt werden dürfen.

© 2006 Springer-Verlag /Wien

Springer Wien New York ist ein Unternehmen von
Springer Science+ Business Media
springer.at

Produkthaftung: Sämtliche Angaben in diesem Fachbuch erfolgen trotz sorgfältiger Bearbeitung und Kontrolle ohne Gewähr. Insbesondere Angaben über Dosierungsanweisungen und Applikationsformen müssen vom jeweiligen Anwender im Einzelfall an Hand anderer Literaturstellen auf ihre Richtigkeit überprüft werden. Eine Haftung des Autors oder des Verlages aus dem Inhalt dieses Werkes ist ausgeschlossen.

Umschlagbild: Getty Images/Stone/Old fashioned keys beside keyhole (brightly lit)/Vera Storman
Satz: Michael Karner, www.typografie.co.at
Druck: Strauss GmbH, 69509 Mörlenbach, Germany

Gedruckt auf säurefreiem, chlorfrei gebleichtem Papier – TCF
SPIN: 11671718

Mit 39 Abbildungen

Bibliografische Information der Deutschen Bibliothek
Die Deutsche Bibliothek verzeichnet diese Publikation in der Deutschen Nationalbibliografie, detaillierte bibliografische Daten sind im Internet über
http://dnb.ddb.de abrufbar.

ISBN-10 3-211-33550-1 SpringerWienNewYork
ISBN-13 978-3-211-33550-5 SpringerWienNewYork

*Gewidmet mir selbst,
meiner Familie und Ihnen*

- 1 -

Meine Geschichte beginnt hier, ganz am Anfang – zu einer Zeit, als es noch keine Zeit gab.
Alles war ruhig und geborgen – wie im Mutterleib. Zeitlos.
Wir hatten Träume und wussten, dass wir sie auch leben werden.
Darin lag vielleicht auch unsere innere Kraft, die tief verwurzelte Glückseligkeit, unser ganz privates Paradies – und wir nannten es „Laddei".
Nicht, dass Laddei etwas Bestimmtes bedeutet hätte. Laddei war die Freiheit, die Dinge zu tun, die wir wollten. Dinge zu tun, die mir heute noch, viel, viel später, innerlich ein wehmütiges Lächeln auf mein Gesicht zaubern, wenn es mir gelingt, die Erinnerung daran wach zu rufen. Laddei, das war ich, inmitten von Menschen, die mich liebten. Laddei! Mein Universum der Freiheit. Leben. Lachen. Natur.

Alles war uns – wichtig! Wir waren Musik. Nie getrennt von einander. Gemeinsam klingen! Gemeinsam fließen, manchmal aufwärts, manchmal abwärts – aber niemals gegeneinander. Musik kann gar nicht getrennt von sich selbst sein.
Wir waren die TÖNE, die lauten und die leisen, die hohen oder tiefen, die kurzen oder langen.
Und so bildeten wir im Tanz der Töne gemeinsam MELODIEN – traten mit anderen in Kontakt und in Beziehung.
Hier war es aber noch lange nicht zu Ende: Melodien manifestieren sich, wollen andere Melodien berühren. Das taten wir auch, was uns zu klaren, reinen HARMONIEN machte oder aber wir kletterten als DISSONANZEN aneinander hoch – je nachdem, in welche RICHTUNG unser Vorhaben strebte.
Ja und somit waren wir wieder bei unseren Träumen angekommen.
Stundenlange Gespräche mit glühenden Augen, Sonnenuntergänge und totale Dunkelheit am Heimweg, weil wir vergessen hatten, eine Taschenlampe mitzunehmen. Ja und sogar ich war mir wichtig. Ich spürte, dass ich Teil von Laddei war. Ich war glücklich, so richtig glücklich. Ich hätte das Leben einfach genießen sollen.

Doch da war dieses eine Buch. Klein und unscheinbar. Niemand hätte seine Macht vermutet, wie es da lag. Es war uns allen verboten, es zu öffnen. Also unser verbotener Apfel.

Das war das einzige Gesetz von Laddei:
Niemand darf das verbotene Buch öffnen.

Und ich hielt mich daran. Es kam mir gar nicht in den Sinn, dieses Buch zu öffnen.
Doch da war auch die Schlange. Eines schönen Tages erzählte sie mir, sie hätte bereits längst hineingeschaut und es sei nur langweilig gewesen …

…

Jetzt war das Buch interessant.
Die Schlange, die sich hinterhältigerweise in der Person meines Freundes Gustl Blaim zeigte, schien gar nicht so verflucht zu sein, wie ich vermutet hätte. Vielleicht etwas nervös, aber durchaus weiterhin Gustl.

Ich sollte erfahren, dass bereits die meisten das einzige Gesetz von Laddei gebrochen hatten: Alle schienen das Geheimnis des verbotenen Buches bereits zu kennen.
So schlimm konnte es ja dann doch nicht sein.
War ich der einzig Dumme hier? War das alles nur eine riesengroße Lüge?
Ich schlich mich eines Nachts, wie in einem schlechten Film, zum verbotenen Buch. Ein für alle mal sollte mit dieser kindischen Geheimniskrämerei Schluss sein. Heute kann ich gar nicht sagen, warum ich so heimlich tat, wo es doch alle schon kannten.

Ich öffnete das Buch. Es war ein Kalender. Wirklich, nur ein ganz normaler, einfacher Kalender. Nicht, dass ich gewusst hätte, was ich da betrachtete. Aber die Struktur hatte etwas Faszinierendes, etwas Magisches an sich. Bis ich begriff, dass ich die Zeit entdeckt hatte, dass ich mir meine Zeit auf einmal einteilen musste, war es zu spät!

- 2 -

Ich fiel tief, sehr tief. Auf einmal begriff ich die Bedeutung von „… und sie erkannten, dass sie nackt waren." Ich war nackt. Alles Unbeschwerte war verschwunden. Leere. So, als ob ich von einem Vampir gebissen worden wäre, der mir etwas nahm, dessen ich mir gar nicht bewusst war, geschweige denn, dass es mein höchstes Gut war.
Keine Sonnenuntergänge, keine Musik und vor allem keine Zeit mehr. Jetzt, wo ich Zeit durch diesen Kalender scheinbar erst erhielt, fehlt sie mir so sehr, habe ich sie überhaupt nicht mehr. Ein Gehetzter, der sich selbst nachläuft und verzweifelt versucht, etwas Frieden von anderen zu erhaschen. Das Opfer, das längst selbst zum Täter geworden war.

Deshalb sitze ich hier in einem winzigen Nest zwischen Gföhl und St. Leonhard im Österreichischen Waldviertel. Nicht dass hier meine Reise begonnen hätte. Der Kalender hatte mich nach Wien, New York nach Tokio getrieben, aber hier war früher mein Laddei gewesen. Und ich war im irrsinnigen Glauben hierher gekommen, ich könne vielleicht all die Jahre seit meinem fatalen Fehler ungeschehen machen. So als ob man einfach sagen könnte „Macht nichts, Schwamm drüber." Aber, es gibt keinen Weg zurück nach meinem Laddei von damals. Hier muss ich mir also eingestehen, dass mein Laddei in dem Augenblick verschwunden war, als ich die Bedeutung der ersten Seite des verbotenen Buches verstand.

- 3 -

In der Gaststube der Lammwirtin steht ein merkwürdiger Dunst. Es ist eine Mischung von Zigarettenrauch, Alkohol, Trübsal, Kerzen und Sehr-lange-nicht-gelüftet.
Sie wirkt düster und leer, obwohl viele, durchaus laute Menschen anwesend wären. Alle scheinen kein Gesicht zu haben. Aber das liegt offensichtlich an mir, weil momentan habe ich auch kein Gesicht. Das Tageslicht versucht sich seinen Weg zwischen den staubigen Vorhängen hindurch in die Gaststube zu bahnen, gibt aber auf halbem Weg auf.
In einer Ecke verrät sich eine alte Holzuhr durch ihr lautes Ticken und die Fotos der Großmama oder Diplome für die Teilnahme an regionalen Sportveranstaltungen an der Wand zeugen von längst vergangenen Hoch-Zeiten, die nur schwerlich durch die halbnackten Models am Jungbauernkalender in Erinnerung gehalten werden können.
Gläser, Postkarten, Haribo-Gummischlangen und eine Lampe, die unsinnigerweise versucht, den Schriftzug „Zwettler-Bier" größer erscheinen zu lassen als sie selbst ist.
Heiligenbilder, Mannerschnitten, Kaugummi, Erdnüsse. Dazu aus dem Radio der alte Salt'n Pepa-Song aus den frühen 90ern „Let's talk about Sex, Baby". Ein etwas dicklicher, betrunkener Geselle mit einem goldenen, sonnenförmigen Anhänger um den Hals ruft immer wieder „Herr Ober, zahlen!", was bei der jungen Kellnerin mit den großen, schwarzen Augen jedes Mal ein leichtes Zucken, dicht gefolgt von einem lauten Lachen auslöst. Er bekommt aber sowieso nichts mehr mit und Heli, also die junge Kellnerin mit den großen, schwarzen Augen, versucht halt alle irgendwie bei Laune zu halten und mit den Bestellungen Schritt zu halten. Und die Liste scheint immer länger zu werden. Und die schwarzen Augen scheinen immer größer zu werden. Und der Dunst scheint immer dichter zu werden. Und ich …

Das also war mein Leben bisher? Alles nur die logische Voraussetzung und Aneinanderkettung von Ursachen in Bewegung, die mich zwingend hierher geführt haben? Das goldene Lamm als Quintessenz meiner Treffergenauigkeit auf der Suche nach dem Glück?

Das weiße Rauschen, also der Lärmpegel im Raum wird für mich belanglos. Auch, dass er kontinuierlich von hysterischem Kreischgelächter zerhackt wird. Momentan scheint mir alles hier belanglos. Sogar Helis Diplome an der Wand.
Wozu gibt es überhaupt Diplome? „Musiker des Jahres 1982" – Gratulation und guten Morgen!
Marketing-, Regie- und Coaching-Preise – ich bin stolz auf mich!
Die von mir gegründeten Unternehmungen: Progress Lectures™, Mind Concepts and Time Corp.™, Akademie für Selbstmanagement und Karriereplanung™, Akademie für Lern- und Auftrittscoaching™, Rampenlicht™, Tradeness™, art-cybernetics™, Institut für Mentalforschung™, vienna-planet™, First-Western-Bist-denn-Du-Teppert Corp.™ – toll™, ich™ klopfe™ mir™ selbst™ auf™ die™ Schultern™.

Applaus und Anerkennung von Menschen, die mir nahe stehen.
Ich bin zu beschäftigt, irgendetwas durch den Dunst wahrzunehmen.
„Herr Ober, zahlen!" – Zucken – „Hi, hi, hiiii!"
Schhhhhh …, das weiße Rauschen nimmt in meinem Kopf zu. Die Heiligenbilder an der Wand: Schhhhhhh …, ausgetreten aus der Kirche … Schhhhhhh …, wieder eingetreten … Schhhhhhhhh …, Konfessionswechsel …

Vier tolle kleine Kinder!
Zweimal geschieden.
Feuerläufe,
wahnsinnig wichtige Termine,
Meetings,
Schhhhhhh …,

vier tolle, größere Kinder,
New York,
Magic Mozart Machine,
Tokio,
Kyoto,
Rio,
Rom,
Paris,
Amsterdam,
Los Angeles, …

… Lammwirtin.
Weißes Rauschen, Schhhhhhhh…

Vier tolle, große Kinder. Wie bitte?

Hätte ich doch meine Tochter Florentina mehr ähh …
Wäre ich doch mit meinem Sohn Max öfters ähh …
Könnte ich doch nochmals die Zeit mit meiner Tochter Sophie ähh …
Hätte ich doch meinen Sohn Michael öfters ähh …

Es ging einfach nicht! Zu viele Sorgen. Zu viel zu tun!
Ist das nicht genug, dass man sich ruiniert? Keine einzige freie Minute?
Irgend jemand musste das viele Geld verdienen, das da so freizügig von allen ausgegeben wird.
„Herr Ober, zahlen!" „Hi, hi, hiiii!"
Leicht gesagt, meine Lieben, aber wann hätte ich das alles auch noch machen sollen? Ich muss arbeiten für mein Geld. Könnt Ihr Euch vorstellen, wie viel man zu tun hat, wenn man ständig bemüht ist, größer zu erscheinen, als man in Wirklichkeit je sein wollte. So wie das „Zwettler-Bier" da auf der Lampe.

Der Raum war zu meinem Ebenbild geworden. Ebenbild meiner Erinnerung. Und egal worauf ich meine Aufmerksamkeit richte, es wird real. Schrecklich! Die Mannerschnitten oder die scheußlichen Acrylmalereien von einem lokalen „Künstler". Die halbnackten Jungbäurinnen meiner Vergangenheit. Die nebulosen Reste meiner geplanten Vorhaben, die dann oft gar nicht meine eigenen Wünsche waren. Die gebrochenen Vorsätze.
Bluthochdruck!
„Herr Ober, zahlen!" „Hi, hi, hiiii!"
Die endlosen To-Do-Listen, die mich all die Jahre beschäftigten. Ja, ich war schon sehr aktiv. Aber viel zu viele leere Kilometer! Viel zu viel weißes Rauschen.
Ich hätte schon so manches anders gemacht – wenn nicht so viel zu tun gewesen wäre.
Aber meine Zeit war zu verplant, mein Kalender einfach zu voll!
Verstehen Sie mich bitte nicht falsch, ich wäre wirklich gerne zum Beispiel für meine Familie mehr da gewesen. Hätte meditiert, mich gesünder ernährt. Aber das Leben ist nicht so. Es ist ganz anders.
Die wirklich wichtigen Dinge …? O.k. die werden schon noch …

Was ich mit mehr Zeit gemacht hätte, wenn ich mehr zur Verfügung gehabt hätte?
Ich hätte sicherlich einiges gelernt, Italienisch zum Beispiel oder noch ein Musikinstrument.

Was ich nicht alles gemacht hätte!
Aber die Jahre rasen dahin.
Wo ist meine Zeit geblieben?
Wo sind die Jahre geblieben?
Fragen über Fragen.
Und in der dunklen Ecke tickt hämisch die alte Holzuhr und ich werde immer älter.
„Herr Ober, zahlen!" „Tick, tack, tick, tack, …"

Die Lammwirtin als erste Zelle der Selbsterkenntnis.

- 4 -

Oben am Berg, auf der Lamplhöh, steht eine seltsame Gestalt. Langes, strähniges Haar, dunkler Bart, eine total verschmutzte Kappe auf der der Schriftzug „Geisterwerkstatt" gerade noch zu erkennen ist. Seine Gummistiefel sind schlammig und sein dunkelblauer Arbeitsschurz, wie ihn früher unter anderem Holz-, Stein- oder Waldarbeiter getragen haben, ist fleckig. Mit zusammengekniffenen Augen fixiert er den Horizont.
Wie lange er schon so dasteht, ist schwer zu sagen. Niemand hat ihn kommen sehen. Auch worauf er wartet, ist unklar.
Aber jetzt, obwohl man keine Veränderung bemerkt hätte, scheint dieser Berghans ein Zeichen erhalten zu haben. Er nickt und murmelt undeutlich: „Gut, dann werde ich ihn gleich treffen. Es wird schon wieder recht werden."

Langsam setzt er sich in Bewegung und stapft in großem Bogen querfeldein von der Lampelhöh herunter. Unwirklich das, weil seine Wanderung, könnte man sie aus der Luft beobachten, den exakten Lauf des Zeigers einer riesigen Uhr folgt. Von Westen ausgehend, über den Norden nach Osten. Und, ob Zufall oder nicht, die langsam untergehende Nachmittagssonne lässt den Berghans vom Schatten der Lampelhöh begleiten. Jeder seiner gemachten Schritte wird vom Schatten sorgsam gesammelt. Geleitet vom Licht vor ihm, lässt er die Vergangenheit kühler und dunkler zurück, als sie noch soeben während seiner Gegenwart war. Unbeirrt schreitet er voran und wird bald sein Ziel erreichen – das goldene Lamm.

- 5 -

Die Außergewöhnlichkeit meiner Situation ist mir nicht bewusst, während ich im „Goldenen Lamm" den gegrillten Tofu mit Gemüsereis und frischem Salat esse.
Zur Erklärung: Im Waldviertel isst man „z'Mittag"* und dann Fleisch. In Ausnahmefällen eventuell Würstel. Kein Fleisch zu essen enttarnt dich sofort als Fremden und einem Fremden kann man nicht trauen.
Wie kommt es, dass hier dennoch Tofu angeboten wird?
Ehrlich gestanden: Ich weiß es nicht. Magie vielleicht? Glück oder Zufall?
„Zufall" hat den Vorteil, dass es keiner weiteren Erklärung bedarf. „Zufall" erklärt alles.
Warum wissen wir manchmal, dass gleich das Telefon läuten wird und dass dann die Schwester, von der wir jahrelang nichts gehört haben, die Anruferin sein wird?
Richtig: Zufall!

Natürlich, theoretisch ist mir klar, dass ich mir angeblich meine Realität unentwegt selbst erschaffe. Ich habe einen Prentice Mulford genauso gelesen, wie einen Theo Löbsack, Itzhak Bentov, Hans Cousto oder Deepak Chopra, um nur ein paar zu nennen. Sicherlich weit über 500 Bücher werden es gewesen sein, wobei ich die esoterischen Ansätze eines Edgar Cayce, Carlos Castaneda, John Dee, Paramahansa Yogananda, Israel Regardie oder wem auch immer hier gar nicht mitzähle.

Mich haben Filme wie beispielsweise „What the Bleep do we (k)now?", „13th floor" oder „Matrix" begeistert und die ungezählten Seminare zur Selbstverwirklichung, die Meditationswochen in buddhistischen Klöstern, indischen Ashrams (wie hintergründig) oder die Aufnahme in magische Zirkel taten das ihre.
Warum bin ich dennoch nicht glücklich?
Warum habe ich den Eindruck, bisher nicht für mich, sondern nur für andere gelebt zu haben? Warum erscheint mir alles so unwirklich?

---

* zu Mittag

- 6 -

"Die Sache ist einfach …" Eine dunkle Gestalt – "Berghans" – hat mir gegenüber Platz genommen. Durch die langen Haare und den langen Bart ist sein Alter sehr schwer zu schätzen. Ohne dass er etwas bestellt hätte, wird ihm ein Achterl* Rotwein eingeschenkt.
Er spricht mit einem sehr starken Dialekt, was es sehr schwer macht, seinen Worten zu folgen. Überhaupt, wer ist das? Wie kommt er dazu, sich einfach zu mir zu setzen? Ist das hier so üblich?

"Du bist fremd hier?"
Ich bin mir nicht sicher, ob ich darauf antworten soll.
Schließlich rutscht mir dann doch ein "Eigentlich nicht wirklich" heraus.
"Nein, das meine ich ja nicht. Du bist dir selbst fremd. Du hast dich von dir selbst entfernt und weißt jetzt nicht, was du tun sollst. Weil alles, was du tun könntest, dir falsch erscheint. Richtig?"
"Wie kommen Sie denn darauf?"
Gut, einerseits hatte er inhaltlich natürlich recht, andererseits ist es unmöglich, dass mich ein Wildfremder blitzschnell derart richtig einschätzen kann.

"Die Sache ist einfach: Du würdest dich nie zu der Zeit hierher in dieses Gasthaus setzen, wenn deine drei Säulen beieinander stünden."

"Wie ist das bitte gemeint?"
"Wie ich schon sagte, die Sache ist sehr einfach. Jeder Mensch hat drei verschiedene Ichs, drei Säulen." Er lachte über seinen vermeintlichen ‚Witz'.
"Da ist zunächst
erstens das Ich, wie ich glaube, dass ich bin – das ist unser Fundament, die Wurzel. Weiters
zweitens das Ich, wie ich glaube, dass ich sein sollte – das ist unsere Wirbelsäule, der Baum – und
drittens das Ich, wie ich glaube, dass mich die Anderen sehen – also unsere Fassade, die Rinde des Baumes.

Auf diesen drei Säulen bauen wir unsere Zufriedenheit auf. Wenn diese nämlich nahe beieinander stehen, fühlen wir uns gut. Es entsteht keine innere Spannung.

---

* ⅛ Liter, ein Glas

Man sagt dann, die Maske, die wir den anderen zeigen wollen, ist von uns selbst ausgefüllt.

Entfernen sich allerdings deine Säulen voneinander und du lebst auf einmal nicht mehr so, wie du glaubst, dass du eigentlich leben solltest, oder hast den Eindruck, dass du nicht so wahrgenommen wirst, wie du gerne wahrgenommen werden möchtest, dann beginnt dein Problem.
Wir sind dann andauernd damit beschäftigt, unsere Fassaden künstlich aufrechtzuerhalten, künstlich aufzufrischen und zu schminken. Dadurch geraten wir in einen inneren Konflikt, weil wir immer stärker merken, dass wir nur mehr Fassade zeigen, diese aber mit unserem wahren Ich nicht mehr wirklich viel zu tun hat."

„Das ist ja natürlich alles schön und gut und die Geschichte scheint ja auch nicht uninteressant, aber warum erzählen Sie mir das alles?"
„Weil sich deine drei Säulen zu weit voneinander entfernt haben."

Ist das irgend so ein Verrückter?
Was versucht er mir da zu verkaufen?
Worauf will er hinaus?
Berghans steht auf und setzt sich ohne Kommentar an einen Nebentisch und wird dort auch sofort in eine Unterhaltung eingebunden.

Seltsam, drei Säulen – drei Ichs. Ich, wie ich glaube, dass ich bin, ich, wie ich sein möchte und ich wie ich denke, dass mich Andere sehen. Und, dass diese drei Säulen bei mir momentan sicher nicht beisammen stehen, ja da kann schon etwas Wahres daran sein. Jetzt einmal ganz abgesehen von diesem merkwürdigen Menschen, das Konzept hat etwas.
Ist das meine erste Lektion, dass ich hier und jetzt mit dieser Idee konfrontiert werde?
Vielleicht hat dieser Berghans am Ende wirklich gemerkt, wie es mir geht?

Diese Theorie gefällt mir. Mir sind natürlich die Dinge am besten in Erinnerung, von denen ich total überzeugt war, für die ich innere Glut aufbringen konnte, die Dinge, die mir wirklich wichtig waren. Da waren dann die drei Säulen beisammen. Ich tat das, was ich tun wollte und von dem ich auch überzeugt war. Es war auch selbstverständlich, dass alle anderen in mir diese Person sehen. Und wenn sie das nicht hätten, wäre es mir auch egal gewesen.

Allerdings hat sich eine Unsicherheit meiner Außenhaut gegenüber in den letzen Jahren zugespitzt. Diese wirklich „inneren Höhepunkte" kommen praktisch nicht mehr vor.

Woran liegt es aber, dass man nicht so ist, wie man sein sollte? Oder noch schlimmer, dass man nicht so ist, wie man sein möchte?
Wo macht man den Fehler?
Wodurch entsteht dieses Spannungsfeld?
Wann haben sich die Säulen voneinander entfernt?
Waren sie vielleicht nie beisammen?
Ist es das Resultat unseres Schulsystems oder der Erziehung oder des sozialen Umfeldes?

- 7 -

Nein, du hast dich selbst einfach nie definiert. Du hast einfach nie ernsthaft darüber nachgedacht, wie du sein, wie du leben möchtest.
Ja, vielleicht ein paar oberflächliche Neujahrsvorsätze, vielleicht irgendwelche wirren Gedanken. Aber in Wahrheit lässt du dich einfach treiben. Du hast keinen Plan, ich meine keinen richtigen, so wie die Natur für alles einen Plan hat. Das ist der Unterschied zwischen der Natur und deinem Leben: In der Natur geschieht gar nichts ohne einen wirklich guten Grund."
Da war er jetzt schon wieder und diesmal noch dazu mit einer wirklich unangenehmen Direktheit.
„Wie kommen Sie dazu, in Wahrheit geht Sie das ja gar nichts an?"
„Erstens: Dass es mich nichts angeht, stimmt.
Zweitens: Wie ich dazu komme: Naja, was ich dir gesagt habe, trifft eigentlich auf ziemlich alle Menschen zu. Also zum Beispiel, Menschen machen sich keinen intelligenten Plan für ihr Leben und daher strudeln sie sich nach dem Plan anderer ab.
Wenn du auch selbst keinen Plan für dein Leben hast, irgendeiner hat ganz sicher einen."

Er zog einen kleinen Notizblock aus der Brusttasche, legte ihn sorgsam vor sich hin: „Ein kleines Spiel, mein Freund: Wenn ich magische Kräfte hätte, wenn ich alles realisieren könnte, was du dir nur irgendwie ausdächtest, was tätest du dir wünschen?"

Ich war sprachlos. Eine unheimliche Begegnung, die so sonst nur in schlechten Filmen vorkommt. Und diese unheimliche Begegnung legt mit schlafwandlerischer Sicherheit die Finger auf meine Wunden.
„Und Sie können das dann alles umsetzen?"
„Das habe ich nie gesagt, ich habe nur gefragt, was du dir wünschtest, wenn ich magische Kräfte besäße?"

„Wollen Sie mir etwas verkaufen, kennen wir einander, warum …?" Er unterbricht mich.

„Wünschen kostet nichts. Was, wenn ich wirklich magische Kräfte hätte und jeder deiner Wünsche ganz leicht in Erfüllung gehen könnte? Was würdest du wollen?"

Ich muss innerlich lachen. Warum wehre ich mich dagegen eine Wunschliste aufzustellen? „Und, können Sie mir jetzt helfen, die Dinge zu erreichen?"
„Dazu muss ich erst wissen, was du suchst?"

Gut, ich habe ja nichts zu verlieren und mit dieser Information kann niemand anderer irgendetwas anfangen. Also beginne ich laut zu denken:

„Mehr Zeit für die wirklich wichtigen Dinge,
dass ich mich konzentrieren kann,
dass mir etwas ganz tief drinnen das Gefühl gibt, dass mein Leben einen Sinn hat."

„O.K., was noch?"

„Dass ich mir immer bewusst bin, was ich eigentlich erreichen will
und dass ich darauf meine Kraft und meine Aufmerksamkeit konzentriere.
Ja, das wäre gut."

„Gut, mehr Zeit für die wichtigen Dinge und die Kraft der Konzentration, der Aufmerksamkeit nützen. Gut, das ist machbar. Was noch?"

„Was noch? Keinen Stress zu verspüren."

Berghans fängt an zu lachen. „Nichts leichter als das. Das Geheimnis, das ich dir gleich verraten werde, wird das, was du Stress nennst, sofort in ein Gefühl von innerer Sicherheit verwandeln. Es wird eine neue Welt für dich werden. Was wünscht du dir noch?"

„Ich möchte das Gefühl von Lebensqualität, von Zufriedenheit und innere Kraft. Diese Kraft soll mich dorthin ziehen, wo ich hingehöre."
„Ist notiert, wird gewährt. Was noch?"

„Ich möchte die nötige körperliche Energie dazu haben.
Ich möchte die Sicherheit aber auch die Stärke und Entscheidungskraft haben, um zu erkennen, was für mich wirklich wichtig ist.
Chancen erkennen, wenn sie sich mir bieten.

Ich möchte nicht der Getriebene meiner Listen oder meines Kalenders sein. Ich möchte das Gefühl haben, etwas erreicht zu haben, weitergekommen zu sein.
Träume so zu realisieren, dass ich sie genießen kann."

„Alles das werde ich dir zeigen. Schritt für Schritt."

- 8 -

„Ich verrate dir jetzt ein großes Geheimnis: …" mit diesen Worten riss mich Berghans aus meiner Nachdenklichkeit. „… Die Welt ist in dir und nicht umgekehrt. Und wo du auch hinsiehst – überall siehst du nur dich selbst. Die Lampe, die Tischdecke, das Geschirr. Der Baum dort draußen, die Blumen, die Vögel, die Sonne, ein tropfender Wasserhahn, ein kaputtes Auto, ein übervoller Mistkübel. Alles bist du selbst." Sein Blick war auf einmal so durchdringend, als könnte er durch meine Augen hindurch mitten in meine Seele sehen.
„Wenn das alles hier nicht du wärst, oder ein Teil von dir – du würdest es gar nicht wahrnehmen können, du würdest es nicht sehen und nicht begreifen können. Ja, sogar ich bin du selbst."

„Was soll der Unsinn? Ich bin das Resultat meiner Entscheidungen, sonst nichts. Ich bin weder dieser Baum dort drüben, noch Ihr Weinglas. Und …!"

Jetzt spüre ich langsam etwas von meinem Kampfgeist zurückkommen, „… ich bin schon gar nicht meine Schwierigkeiten, die ich versuche für mich in aller Ruhe zu lösen. Wie kommen Sie bloß dazu, mir mit so absurden Theorien meine Ruhe zu stehlen. Was haben Sie davon, wenn Sie mich fertig machen?"
„Komm, beruhige dich wieder, und sieh dir doch an, was ich da für dich aufgeschrieben habe." Ich überflog die Zeilen auf seinem Notizblock. Der Alte amüsierte sich köstlich.
„Du solltest dein Gesicht sehen können!"
Abgesehen davon, dass ich seine Schrift fast nicht lesen konnte, waren die offenen Wünsche für mich durchaus erschreckend. Da passt etwas ganz grundlegend nicht. Auch ärgerte ich mich, weil ich diesem Fremden gegenüber die Fassung verloren hatte.
Mehr sarkastisch als ernst gemeint fragte ich ihn:
„Und was soll ich also tun? Wo ist die silberne Kutsche, die mich ins Niemandsland bringt, wo ich dann als Peter Pan den ganzen Tag nur Spaß und

Schabernak treiben kann. Wo ist dieses Schlaraffenland, wo mir die gebratenen Tofuscheiben in den Mund fliegen?"

„Überlege dir gut, ob du diesen Schritt wirklich gehen möchtest. Wenn du ihn einmal gesetzt hast, gibt es kein Zurück mehr.
Hier ganz in der Nähe befindet sich die Waldviertler Geisterwerkstatt. Sie ist auf historischem Boden errichtet. Der letzte Ausläufer des legendären Nordwaldes; aufgeladen mit aller magischen Kraft; dichter Urwald und zerfurcht von einem über dreißig Kilometer langem Höhlensystem – so war dieser Vergessene Wald, wie er auch genannt wurde, früher ein idealer Rückzugsort für all jene Menschen, die Tätigkeiten nachgegangen sind, die in der Öffentlichkeit nicht ganz so gut angekommen sind." Berghans schmunzelte und stand auf und winkte mir mitzukommen.

Es war meine Neugier, die mich ihm nachgehen ließ. Nach kurzem Fußmarsch waren wir da. Er überquerte einen sehr gepflegten Innenhof. Viele Menschen kamen uns entgegen. Sie hatten offensichtlich diese Geisterwerkstatt besucht und anscheinend viel Spaß und Belustigung dabei gehabt.

Was sollte das jetzt wieder? Führte er mich jetzt zu einer Jahrmarktattraktion?
Wir betraten durch einen völlig unscheinbaren Eingang die Geisterwerkstatt und damit eine andere Welt. Es sollte mein Schritt durch den Spiegel werden, die Pforte zu einer anderen Dimension.

„Dieses Bild zeigt, wie man sich deinem Thema nähern soll." Berghans deutet auf ein Acrylbild, das sich, je länger man es betrachtet, immer weiter zu verändern scheint.
„Die Alten waren ja nicht dumm. Es gab kein Radio, kein Fernsehen und so haben sie sich zusammengesetzt und haben einander Geschichten erzählt. Und je länger sie sich Geschichten erzählt haben, desto abenteuerlicher und gespenstischer sind diese auch geworden. Irgendwann haben sie sie dann sogar selbst geglaubt und so wurden sie, als Zeugen einer anderen Welt, im Gedankengut der Einheimischen fixer Bestandteil. Auf diese Weise sind sie uns heute als Überlieferungen erhalten.
Zum Beispiel, hier genau unter uns befand sich eine Fundstelle von magischen Requisiten, die aus ganz Europa hierher zusammengetragen wurden, um die Zauberkraft der ursprünglichen Eigentümer zu konservieren. Ein Sammelpunkt von Amuletten, Orakel, Karten, und sonst so einigen seltsamen Gegenständen, die echten oder vermeintlichen Hexen oder Magiern gehörten. Das ist einmalig auf diesem Planeten, soweit wir heute wissen."

Ich war verwirrt. Stimmt die Geschichte, wäre das ja eine unglaubliche Sensation. Ich hätte sicherlich schon davon gehört. Da ich bisher noch nichts davon gehört habe, muss ich daraus schließen, dass seine Geschichte erfunden ist. Auf der anderen Seite, wer hätte mir bisher davon erzählen sollen? Aber plausibel ist das schon. Gars zum Beispiel, war ja über die Babenberger sogar für kurze Zeit Hauptstadt Österreichs. Es ist bekannt, dass sich der Adel noch vor 150 Jahren heimlich mit Séancen beschäftigt hat. Dazu hat man sich an einen geheimen Ort begeben, wo mit der Hilfe von Einheimischen und sogenannten Medien, die Geister beschworen wurden. So gesehen gibt das dem Ganzen dann schon wieder einen anderen Blickwinkel.

In Wahrheit ist das alles aber gar nicht der Punkt. Vollkommen unerheblich – wenn ich nur wüsste, worauf dieser Berghans da hinaus will. Ich werde an alten historischen Originalschriften vorbeigeführt, die alle bekunden, dass dieser Platz hier ein ganz besonderer, außergewöhnlicher sei. Original Hexenwerkzeuge, die eher an eine Gaukler- oder Zaubervorstellung erinnern.

Schriften für den Adel, Schriften gegen den Adel.

Schriften für die Kirche, Schriften gegen die Kirche.

Ein sybillinischer Weissagungskalender (15. Jahrhundert), ein uraltes Zauberbuch aus 1584, Hexenhammer, Compendium Maleficarum, Geisterfamilien in unübersehbarer Vielfalt – von Wasser-, Luft- und Hofgespenstern, Zwergen, Riesen, Elfen, Elben, Poltergeistern, Ahnfrauen – aber auch Kraftpflanzen, unterirdische Gänge, versunkene Orte oder merkwürdige Geschichten.

Geschichten wie zum Beispiel die des Adlerweiberls: Da soll eine ältere Frau Vogelfedern und Knochen zusammen gesucht haben, bis endlich ein ganzes Tier komplett war. Dann hat sie sich davor gesetzt und hat seltsame Laute gesummt. Das soll sie mehrere Tage lang gemacht haben, bis schließlich die Federn wieder zusammenwuchsen, das Gerippe sich mit Haut überzog und schlussendlich ein wieder lebendiger Vogel seine Flügel ausgebreitet hat und davongeflogen sein soll.

Immer weiter gehen wir in diese Geisterwerkstatt hinein, kommen an einem Kuriositätenkabinett des Grafen Cagliostro vorbei, lassen eine Drachenzucht hinter uns, treffen das große englische Medium des 19. Jahrhunderts Henry Slade, der diesen Ort besucht hat, lassen uns von Einheimischen noch mehr Geschichten erzählen, Schwedenkreuze, Eingänge in die Unterwelt, Wünschelsteine, Teufelsschnapper, unsichtbare Spinnerinnen, kopflose Reiter, die wilde Jagd und ein Alchemistenlaboratorium.

Auf einmal hältst du alles für möglich. Viele seltsame Geschichten aus so vielen Zeitepochen, allesamt aus dem Waldviertel zusammengetragen. Und sie verfehlen ihre Wirkung auch bei mir nicht.

Ich merke verwundert, wie ich mich zunehmend auf diese Reise einlasse …

Plötzlich bleibt Berghans stehen. In einer silbernen Kiste, die an einen aufrecht stehenden Sarg erinnert, liegt ein Buch. Ein kleines, helles Buch. Darauf steht mit großen Buchstaben: Das Geheimnis des KIVER

Berghans nimmt es heraus und übergibt es mir mit den Worten: „Das ist dein Buch, das ist für dich geschrieben." Und so seltsam es mir auch heute, während ich diese Geschichte erzähle erscheinen mag, zu diesem Zeitpunkt war ich bereits derart in die andere Welt eingetaucht, dass ich es sogar glaubte.

Ich verspürte die gleiche nervöse Unruhe in mir, wie seinerzeit, als ich das verbotene Buch aufschlug. Vorsichtig hob ich den Deckel und blätterte ein wenig darin. Es hatte lauter leere Seiten. Ein wenig ratlos blätterte ich weiter. Leere Seiten.
Berghans nickte freundlich und aufmunternd. Also, ihm zuliebe blättere ich weiter.

Jetzt passierte etwas sehr Merkwürdiges: Wie das Bild am Beginn der Geisterwerkstatt begann sich jetzt dieses Buch unter meinen Blicken zu verändern. Es schien mir auf einmal, als ob sich Informationen in diesem Buch befänden, die ich aber irgendwie nicht wahrnehmen konnte.

„Schau dir den Namen des Autors an." Schon wieder diese freundliche Aufmunterung. Ich blätterte also an den Beginn und erstarrte. Stand doch da in großen Buchstaben mein eigener Name! Das war zu diesem Zeitpunkt alles andere als lustig.
Aber vielleicht war es ja auch nur die Dunkelheit, die mich umgab. Vielleicht bilde ich mir das alles nur ein.

Berghans merkte nur an: „Wir lesen in diesem Buch, was wir lesen sollen. Nicht mehr und nicht weniger. Wir können mit den Informationen auch nur dann etwas anfangen, wenn sie für uns selbst echte Bedeutung haben. Du wirst darin finden, was du suchst, aber nur, wenn du weißt, was du suchst. Ohne Suche wirst du darin nichts finden! Bist du ein Suchender? Bist du ein wahrhaft Suchender?"

Er schaut mich an. Ich kämpfe gerade gegen meine eigene Vernunft. In Wahrheit haben mich meine Erkenntnisse, also das, was ich glaubte zu wissen, was ich glaubte gelernt zu haben, all das hat mich hierher gebracht, wo ich heute bin. Das ist allerdings nicht so ganz das, wo ich sein will. Es scheint, als ob mein Leben nicht die Qualität aufweist, die ich für mich als richtig anerkenne. Es ist nicht das Leben, von dem ich immer geträumt habe. Das heißt, ich bin auf der Suche.

„Ja, ich bin ein wahrhaft Suchender", höre ich mich sagen.

Und in diesem Augenblick geschah etwas sehr, sehr Seltsames. So, als ob man mir eine Augenbinde weggezogen, als ob jemand ein Licht angeknipst hätte …

„Was ist das, was ich hier habe?"

„Es ist die uralte Überlieferung des Waldviertler Steinorakels. Es erzählt von Leid und Freud, von Veränderung, berichtet über Könige, die Bettler, Geister, die Welt des Geistes, Mythen, Sagen, Legenden und die Geschichten. Alles davon ist bereits in dir. Es beschreibt die Entscheidungen, die getroffen wurden. Manche waren gut für die Menschen, andere waren nicht so gut. Und so hat die Geschichte dieser Gegend, aber auch die Geschichte der Menschen vor allem mit Veränderung zu tun.
Veränderung, das Alte zurück zu lassen und das Neue aufzusuchen. Deshalb sind wir Suchende, weil wir neue Wege suchen. Wir bereiten uns neue Wege.

KIVER ist die Gangart der Wegbereiter! Wenn wir Wegbereiter sein wollen, müssen wir die Gesetze der Natur kennen."

- 10 -

„Arm oder hungrig zu sein, sind nur Klänge in deinem Kopf."
Ich kann nicht sagen warum, aber plötzlich schien es mir, als ob ich eine Stimme hörte. Keine Ahnung, woher sie kam. Diese Stimme schien mit mir zu sprechen.
„So als ob du dir ständig die Welt kommentieren würdest. Genauso wie lieben, hassen, Schmerz oder Freude", sagte jemand zu mir. Berghans war es sicherlich nicht. „All diese Klänge sind Beschreibungen für deine Welt. Beschreibungen, die man dir seit deiner Kindheit erzählt hat. Daher erwartest du diese Klänge auch. In Wirklichkeit aber kannst du frei bestimmen, was du in deiner Welt wahrnehmen willst. Alles wird erst wirklich, wenn man sich auf die Wirklichkeit geeinigt hat und sie auch erwartet. Halte mehr für mög-

lich! Wie möchtest du etwas Neues erfahren, wenn du nur erwartest, was du schon kennst?"

Es war zum Verzweifeln. Bisher verlief mein Leben so geordnet ohne diese Gruselgeschichten. Oft habe ich durchaus gehörige Opfer für genau diese Ordnung bringen müssen, und jetzt sollen alle diese Einschränkungen vergeblich gewesen sein?

Nicht zu vergessen, dass wir nicht allein auf der Welt sind. Dinge geschehen, Menschen sind korrupt und gewalttätig, nützen andere Menschen aus – was soll man da groß erwarten?

„Du musst diese Vorstellungen hinter dir lassen. Korruption und Gewalt gibt es nur, weil du es für dich zulässt; weil du es erwartest." Jetzt antwortet mir die Stimme bereits auf meine Gedanken. Wo bin ich da hineingeraten?
„Wenn du deinen Blickwinkel veränderst, wird alles anders. Wenn du für einen Augenblick alles, was du in deiner Erinnerung hasst oder liebst oder wünschst, hinter dir lassen kannst und es nur aus momentaner Sicht beurteilst, kannst du beginnen, deine persönliche Welt aufzubauen. Du wählst dann die Dinge aus, die deinen Weg bereiten. Wohlüberlegt! Du wirst alles, indem du nichts wirst. Du lernst, deine Illusion zu genießen."

Ich musste daran denken, dass ich vor langer Zeit das Privileg hatte, den großen Psychiater Viktor Frankl zu hören, der in seiner Vorlesung über den Sinn des Lebens sagte:
„Und wissen Sie, wer mir im KZ in der schlimmsten Zeit das Leben gerettet hat? Wissen Sie, wer mir Kraft gegeben hat? Das waren Sie, werte Kolleginnen und Kollegen …"

Wir haben das natürlich zunächst etwas ratlos zur Kenntnis genommen. Seine Erklärung war dann allerdings phantastisch: „Ich habe mir immer vorgestellt, dass ich eines schönen Tages hier vor ihnen stehen werde und ihnen erzählen kann, wie ich es damals geschafft habe. Diese Vorstellung hat mir so viel Kraft gegeben, dass ich durchgehalten habe und heute wirklich vor ihnen stehen kann."

Das bedeutet aber, dass es nur auf die BEDEUTUNG der Dinge ankommt und nicht auf die Dinge selbst. Es ist entscheidend, ob es in uns Kraft oder Schwäche auslöst.
Gute Therapien verändern die Bedeutung. Indem sie die Bedeutung der Dinge für uns verändern, verändern wir unser Gefühl den Dingen gegenüber und können uns somit anders verhalten. Ich habe dann die Möglichkeit, einen besseren Weg zu gehen.

Die Entscheidung trifft also offensichtlich das Gefühl und nicht das Ding selbst, geschweige denn mein Verstand.

Als mein Bruder wahrscheinlich am 22. April 2001 verstarb, war er alleine bei sich zu Hause. Erst zwei Wochen später, am 6. Mai, ließ seine Ex-Freundin die Türe aufbrechen. Der erste, der dann von ihr angerufen wurde, war ich. Mir ging es während der zwei Wochen, in denen mein Bruder Michael unbemerkt vergammelte, ausgezeichnet.
Erst als sein Tod – symbolisiert durch ein lausiges Telefonat – in meine Gedankenwelt getreten ist, reagierte diese mit dem kläglichen Versuch, sich rückwirkend traurig, verletzt, geschockt, überfordert, panisch, schamvoll, planlos, entsetzt usw. zu fühlen.
Meine Gedankenwelt hat erst reagiert, nachdem sie davon erfahren hat, NICHT, nachdem es passiert ist.

Wenn ich diesen Gedanken aber jetzt weiter führe, bedeutet das, dass wir auf unser Leben in dem Augenblick Einfluss üben, indem wir auf unsere Gefühlswelt Einfluss üben.
Verändere ich meine Gefühle, verändert sich mein Leben.

Jetzt ist mir auch klar, warum ein Kalender oder eine To-Do-Liste für uns Menschen nur Stress bedeuten kann. Jede Auflistung wahlloser Tätigkeiten ist frei von positiven Emotionen. Emotionen können nur an Ergebnisse gekoppelt sein. Positive Emotionen sind an gewünschte Ergebnisse gekoppelt. Mein Kalender war bisher im besten Fall wertfrei. Damit auch frei von Harmonie, Freude, Zufriedenheit oder innerer Glut. Erfolg ohne innere Freude ist aber in Wirklichkeit ein Fehlschlag.

Wenn ich also etwas verändern möchte, muss ich verändern, wie ich über die Dinge in meinem Leben denke, wie ich ihnen gegenüber fühle.

- 11 -

„Verwende das Buch" erinnert mich Berghans. „Weil in der Natur immer alles zusammenhängt. Der Baum beginnt mit einem kleinen Samen. In diesem Samen allerdings, steckt alle Information, die der Baum braucht, um groß und stark zu werden.

Wenn dann das Samenkorn die lange Reise antritt, dann ist es rundherum stockdunkel.

Das einzige, was da die mobilisierende Kraft ist, ist das Wissen, ist die Gewissheit, ist das Urvertrauen, dass aus diesem Samenkorn eines Tages ein starker Baum entstehen wird.
Für uns Waldarbeiter bedeutet das, dass wir dieses Wachstum auch gar nicht beschleunigen können. Wir müssen darauf vertrauen, wenn ein Samen in die Erde gesetzt wurde, dass dieses Samenkorn eines Tages ein Baum sein wird. Wir müssen vertrauen, dass es das schaffen wird.
Niemand würde den Samen ständig ausgraben, um nachzusehen, ob er vielleicht schon Wurzeln geschlagen hat. So zerstören wir alles. Das ist jedem klar.

Es sollte auch klar sein, dass, wenn dann endlich ein kleiner Trieb zu sehen ist, niemand das Wachstum beschleunigen kann, indem man an der Pflanze anzieht. Wir müssen den Samen pflegen, hegen, gießen und wir müssen ihn beschützen. Wir müssen ihm die Zeit geben, die er braucht, um den eigenen Weg zu gehen.

Wie sieht es mit uns aus? Wie sieht es mit dir aus? Wie sieht es IN dir aus? Welches Samenkorn wächst in dir? Welche Ziele, welche Überzeugungen, welche Gedanken erfüllen dich? Du solltest immer mehr Aufmerksamkeit auf dein Inneres legen, als auf dein Äußeres.

Dein Inneres kommt zum Vorschein, sobald du dich unter Druck fühlst.
Menschen sind wie Orangen. Wenn du eine Orange presst, sie also unter Druck setzt, kommt immer Orangensaft heraus. Dabei ist es gleichgültig, wer diese Orange presst. Es ist egal, ob es eine liebende Hand ist, die einen erfrischenden Orangensaft macht, oder ob es ein kriegerischer Panzer ist, der gerade über unsere Orange fährt.
Wenn du eine Orange presst, kommt immer Orangensaft zum Vorschein."

Er lachte und forderte mich auf, im Buch zu lesen. Und so, als ob ich mich langsam an eine Schrift gewöhnen würde, begann ich langsam aber sicher die Geschichte zu verstehen. Irgendwie erinnerte mich dieses Buch immer mehr an „Die Abenteuer in der Sierra Morena oder die Handschriften von Saragossa" von Jan Graf Potocky. Dort entsteht auch eine parallele Welt in einem Buch. In meinem geheimnisvollen Buch „KIVER" dürfte es sich um eine Person handeln, die anscheinend einen Fremden trifft und dadurch in eine andere Bewusstseinsform wächst – also durchaus eine Situation, die mit meiner derzeitigen Lage vergleichbar ist. Auch das Konzept dieser Geschichte könnte meiner eigenen Gedankenwelt entnommen worden sein:

Wir müssen wissen, was wir erreichen wollen. Wir müssen wissen, warum wir in den Dschungel des Lebens eintreten. Das Buch beginnt mit einer Beschreibung dieses Dschungels, der ganz bestimmte und eigene Gesetze hatte.

Ich lese, dass es Raubtiere oder Futtertiere gibt. Und es gibt auch Wegbereiter.
Die Raubtiere leben nach dem Gesetz „fressen und gefressen werden". Das heißt, ihr Leben ist Kampf. In diesem Kampf gibt es immer Gewinner und natürlich auch Verlierer. Verlieren ist nicht so schön wie das Gewinnen. Raubtiere werden also immer versuchen zu gewinnen.
Soweit so gut. Das Problem der Raubtiere ist aber, dass sie ihren eigenen Sieg über die Niederlage des Gegenübers definieren. Damit geben sie erst Ruhe, wenn der Gegner vernichtet ist. Nicht, wenn sie selbst gewonnen haben. Das muss man wissen, wenn man es mit einem Raubtier aufnimmt.
Das Futtertier auf der anderen Seite weiß, dass es so viele Raubtiere gibt und dass man gegen solche Raubtiere keine Chance hat. Also werden die Futtertiere versuchen, nicht aufzufallen. „Nur nicht zu weit hinauslehnen, dann wird auch nichts passieren." Was Futtertiere gewinnen können, ist nicht all zu viel. Es ist genau genommen nichts. Aber dieses Nichts genügt ihnen.

Und dann gibt es in dieser Geschichte auch die Wegbereiter. Diese Wegbereiter kennen die Gesetze des Dschungels ganz genau und wissen, dass sie zuerst einen wirklich guten Grund haben müssen, um überhaupt in den Dschungel hinein zu gehen. Das heißt, von all den vielen Möglichkeiten müssen sie wissen, warum sie den Dschungel betreten.
Wenn sie zum Beispiel mit einer Giftschlange als Trophäe wiederkommen wollen, müssen sie dorthin gehen, wo die Giftschlangen leben. Klar. Wollen sie nur so rasch und sicher wie möglich auf die andere Seite, werden Wegbereiter möglicherweise den Giftschlangen ausweichen.

Offensichtlich ist in diesem Dschungel nichts persönlich gemeint. Raubtiere und Futtertiere leben dort so, wie es ihrer Natur entspricht. Die Wegbereiter hinterfragen diese Gesetzmäßigkeiten nicht, sondern wissen sie zu nützen. Wegbereiter wissen, dass der, der nicht dort ist, wo er hin wollte, sich möglicherweise nie überlegt hat, wo er hin will. Er hat impotente Ziele.
Niemand kann ohne magische Ziele die innere Kraft entwickeln, die notwendig ist, um glücklich zu sein.

Erst wenn wir einen wirklichen magischen Wunsch, ein echtes Lebensziel haben, erst wenn wir erkannt haben, was unser ganz privates, eigenes und eigenstes Lebensziel ist, erst dann können wir die Intensität emotionaler Stärke entwickeln, die uns dann eine intelligente Strategie zur Verwirklichung ermöglicht.

KIVER – so kann ich in diesem Buch lesen – steht also für:

K –   Konkretisieren der erwarteten Situationen, Wünsche, Ergebnisse

I –   Intensivieren der emotionalen Gründe

VER –   Verwirklichen mit Hilfe einer intelligenten Strategie.

„Was hast du gerade gelesen?" fragt mich Berghans. „Es scheint mir wie eine Unterweisung… so als ob ich selbst in diesem Buch vorkäme. So als ob jemand mit dem Namen Kersten wirklich zu mir spricht. Es ist wie in einem Traum. Alles scheint real, alles scheint anders, so, als ob es auf einer parallelen Ebene passierte. Als ob ich die Wahlmöglichkeit habe, hier oder dort zu sein."

„Dann hast du jetzt KIVER. Dann kannst du jetzt das Steinorakel befragen …"
„Steinorakel? KIVER? Ein Buch, das mit mir spricht."
Ich schaute Hilfe suchend zu Berghans.
„Wer redet da eigentlich mit mir? Wer ist dieser ‚Kersten'?"
„Kersten ist eine höhere Instanz. Dein eigener, geistiger Begleiter zu mehr Zufriedenheit. Höre ihm zu und nütze die Chance dieses Buches. Du kannst in der Geschichte einsteigen und aussteigen. Ganz so, wie es dir beliebt. Auch wird dir manchmal die Geschichte ungeordnet vorkommen. Das macht nichts. Alles was du wissen musst wird dir gesagt werden.
Schau, jetzt zum Beispiel. Wie bist du hierher gekommen?"

Merkwürdig, während seiner Worte begann ich im Buch zu blättern. Auf einmal kippte ich in eine Geschichte, so als ob sich beim Einschlafen Gedanken verselbständigen und in einen Traum übergehen. Nur war in diesem Fall der Traum Wirklichkeit.

Ich höre die Stimme von Berghans ganz weit entfernt verblassen, als ich durch ein dunkles Waldstück laufe. Ich bin offensichtlich auf der Suche nach mir selbst. Jedenfalls scheint es im Augenblick so. Ich stolpere hinter dem Mann her, der jetzt nicht mehr Berghans ist sondern auf eigenartige Weise ein gewisser ‚Kersten'. Das Buch beginnt zu wirken …

- 12 -

„Und siehst du, das ist nicht richtig. Das bist gar nicht du!" Kersten deutete auf das Bild.
„Unsinn, wie können Sie nur so etwas sagen! Sie kannten mich doch gar nicht! Natürlich bin ich das neben meiner Schwester und dahinter stehen meine Großeltern und meine Mutter!"
Er schmunzelte.
„Es ist nur eine Fotografie von dir und deiner Familie."
„Ja sicher, aber das ist doch wohl klar, nicht?" Ich wurde gereizt.
„Ist es eben nicht. Das ist ein großer Unterschied," sagte er mit der ihm eigenen Ruhe. „Gibt es alle Personen auf dieser Fotografie noch?"
„Nein", sagte ich bedauernd, „Nur mehr mich und meine Schwester Gabriele. Alle anderen leben schon lange nicht mehr."
„Aber wenn du dir die Fotografie ansiehst, gibt es sie wieder. Du erweckst sie für dich zum Leben. In deiner Welt existieren sie noch. Es tauchen die Erinnerungen auf und mit ihnen alle Gefühle, weil ein Teil von dir wieder der achtjährige Junge geworden ist. Und dieses achtjährige Kind erlebt genau in diesem Moment die Situation wieder. Und du fühlst jetzt und hier die Freude, die Aufregung. Du spürst auch wieder alle anderen Gefühle, die du mit deinen Großeltern, mit deiner Mutter und natürlich auch mit deiner Schwester verbindest. Du bist nicht mehr hier bei mir. Für ein paar Augenblicke hat diese Welt hier aufgehört für dich zu existieren – du hast sie nicht mehr wahrgenommen. Oder hast du bemerkt, dass es gerade zu regnen aufgehört hat?" Ich hatte nicht einmal bemerkt, dass es zu regnen begonnen hatte. Der Alte öffnete die Tür der Hütte. Draußen war es inzwischen dunkle Nacht geworden, und der wunderbare Geruch der sauberen Luft, den es nur nach einem Regen gibt, mischte sich zu den anderen Gerüchen im Raum.
„Und doch hättest du den Regen sehen können, du hättest ihn hören, ja sogar riechen können. Aber du warst gerade in einer anderen Welt, in einer anderen Zeit – und deine Fotografie war der Schlüssel, der Auslöser für diese Welt, die es nur in dir gibt."
„Deine Schwester, wenn sie dieses Foto betrachtet, hätte wahrscheinlich andere Erinnerungen, also Schlüssel zu anderen Welten, obwohl ihr gemeinsam diese Situation erlebt habt. Ihr erinnert euch auf unterschiedliche Art und Weise an gemeinsame Erlebnisse, wodurch ihr unterschiedliche Welten betretet.
Das funktioniert aber nur deshalb, weil ihr schon damals nur euch selbst wahrnehmen konntet, und ihr wart eben unterschiedlich!"
„Was wollen Sie mir damit sagen?"

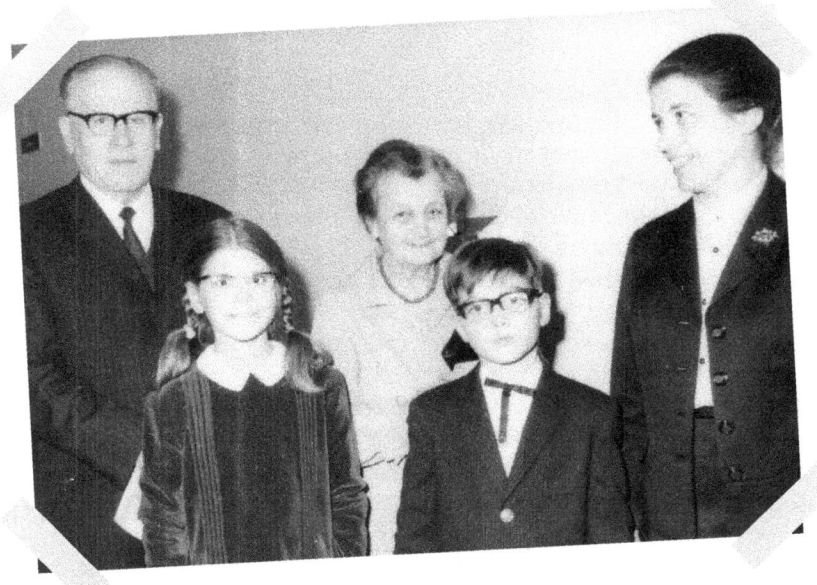

„In jedem von euch war eine andere Welt. Du hast damals ein Konzert gespielt und erinnerst dich deshalb an ganz andere Dinge, als deine Schwester, die damals zugehört hat. Wenn du das Foto siehst, siehst du deine Welt und deine Schwester die ihre. Für dich war diese Geschichte möglicherweise sehr aufregend, für deine Schwester vielleicht nur lästig und langweilig. Zwei völlig unterschiedliche Welten.

Auch hattet ihr sicher andere Gefühle eurer Mutter, Großmama und Großpapa gegenüber, weil ihr euch selbst in einander, in eurer Mutter, eurer Großmama und eurem Großpapa gesehen habt.
Weil alles, was du wahrnimmst, Teil deiner selbst ist, und dein Wesen die Art bestimmt, wie du die Welt wahrnimmst."
„Aber Sie vermischen doch völlig die Tatsachen …"
„Tatsachen?"
„Tatsache ist doch, dass die Welt dieser Fotografie Vergangenheit ist. Es gibt sie nur mehr in meinem Kopf. Dagegen ist mein Beruf, meine Situation und die Welt hier absolut real. Das sind doch zwei verschiedene Paar Schuhe. Das eine gibt es wirklich, das andere nur in meinem Kopf."

- 13 -

Das ist es ja genau, was ich dir sagen will: Alles gibt es nur in deinem Kopf. Nichts ist real, so wie du es meinst, weil sich deine Wahrnehmung immer nur auf Vergangenes beziehen kann. Wenn ich etwas zu dir sage, ist es vergangen, sobald du es gehört hast. Wenn du etwas siehst, ist es Vergangenheit, sobald du es erkannt hast. Es ist vielleicht nur einen Bruchteil einer Sekunde vergangen, aber es ist vergangen und existiert nur mehr in deinem Kopf. Komm, ich möchte dir etwas zeigen…"
Er trat aus der Hütte und deutete auf einen Sternenhimmel, der von den weiter gezogenen Regenwolken wie auf Hochglanz poliert erstrahlte. Ich war wie benommen von dieser Pracht. Überall glitzerte und funkelte es um uns. Nach einer langen Pause, in der wir beide schweigend diesen Anblick genossen hatten, begann er wieder zu sprechen.
„Unsere Erde ist wie ein riesiges Raumschiff, das mit unglaublicher Geschwindigkeit durch das Universum rast, aber wir bemerken nichts davon. Und schau, dort die Sterne, glaubst du, die gibt es wirklich?"
Ich zögerte. „Naa…türlich."
„Falsch, nicht alle. Viele dieser Sterne sind so weit weg, dass ihr Licht viele, viele Millionen Jahre braucht, bis wir es sehen können. Manche Sterne sind also schon eine unvorstellbar lange Zeit verglüht und für immer vom Himmel verschwunden, aber das Licht, das bei uns ankommt, ist das eines jugendlichen Sternes im besten Alter. Gibt es sie also oder nicht?"
„Nnnnein?"
„Nicht ganz falsch. Weil es sie ja in deinem Kopf gibt. Es gibt sie und zwar so, wie du sie siehst – wie es deinem Wesen entspricht. Wenn es dich nicht geben würde, würde es sie auch nicht geben. Aber es gibt dich und daher gibt es alles, was du willst. Aber eben nur in dir, weil dein Denken das einzige ist, was wirklich jetzt passiert – was dir sagt, was für dich real ist."
Er hatte aus der Hütte zwei Decken geholt und sich auf die Bank neben der Eingangstüre gesetzt. Genau dort war er gesessen, als ich ihn das erste Mal gesehen hatte. Jetzt bemerkte ich erst, dass es empfindlich kalt geworden war und mich fröstelte. Ich nahm dankend die zweite Decke, wickelte mich darin ein und setzte mich neben ihn.
„Alles, was du siehst, gesehen hast, hörst, gehört hast, fühlst, gefühlt hast, war das, was du warst, und es ist vergangen. Dein Geist rast also unentwegt in verschiedenen Vergangenheiten hin und her, die einmal nur Bruchteile von Sekunden und ein anderes Mal viele Millionen Jahre zurückliegen. Wenn es nicht so verrückt klingen würde, müsste man sagen, diese Welt ist nicht von dieser Welt."

Ich hatte aufgehört, ihm zuzuhören. Mich beschäftigte der Gedanke mit dem Stern, den es nicht mehr gab, aber der doch da war. Wenn er noch da war, warum dann in mir? Warum sollte ich in allem und jedem immer mich selbst sehen?

„Die ganze Welt ist also in mir?"

„Ja, genau so ist es."

„Ich nehme nur mich selbst wahr?"

„Für dich ist die ganze Welt dein Spiegelbild. Stell dir vor, du lebst im Zentrum einer innen verspiegelten Kugel. Wo du auch hinsiehst, es gibt nur dich. Natürlich siehst du dich anders, wenn du hinunterschaust, als wenn du zur Seite siehst. Aber trotzdem bist das immer du. In jedem und allem siehst du nur dich selbst. Wenn du dort drüben diesen Strauch betrachtest, …" er deutete in die Dunkelheit. Mit einiger Fantasie konnte man die Umrisse von irgendeinem Ding erkennen. Vielleicht war es ein Strauch. „… was siehst du?"

„Einen Busch, glaube ich." Das war gelogen, denn ich konnte gar nichts Genaues erkennen.

„Einen Busch also. Bitte sehr. Wenn es jetzt hell wäre, würdest du dort vielleicht einen Strauch voller farbenprächtigen Blüten sehen, weil du ein Mensch bist, der Blumen gerne hat. Wenn du dich in der Kräuterheilkunde auskennen würdest, wüsstest du vielleicht, dass man die getrockneten Blätter mancher Sträucher zu einem Tee bereiten kann, der sehr wirksam gegen Kopfschmerzen ist. Du wirst aber immer dich selbst dort drüben sehen. Im Moment siehst du aber nur einen verunsicherten Lügner."

Ich war entrüstet. Was bildete der sich eigentlich ein? „Wie kommen Sie zu so einer Unterstellung?"

„Weil es dort drüben keinen Strauch oder Busch zu sehen gibt! Dein Busch ist nur ein Geist, der nur in deinem Kopf existiert. Huhhh!"

Und schon wieder dieses entwaffnende Lachen.

Er sprach weiter: „Der Strauch ist ein Geist, und die Sterne dort oben sind Geister, deine Unsicherheit ist ein Geist, und wer weiß, vielleicht bin ich auch nur ein Geist. Und alle diese Geister zusammen genommen bilden das, was du Realität nennst. Und damit ist dann auch klar, warum deine Realität sich von der eines jeden anderen Menschen unterscheidet. Denn Wirklichkeit ist das, was du für wirklich hältst. Alles, was du für wahr hältst, ist wahr, oder es wird wahr. Und natürlich glaubst du, dass das die richtige Wirklichkeit ist, dass deine Realität stimmt, und dass es die einzige Wirklichkeit ist, die es gibt. Denn für dich gibt es ja auch keine andere Wirklichkeit. Aber in Wahrheit sind das nur deine Geister. Geister, die es nur in deinem Kopf gibt."

Oh, Geister also. Das war was ganz Neues. Mein Kopf ist also voller Geister. Bei dem tickte es ja nicht richtig.

„Es gibt also nur meine Wirklichkeit, ja? Das kann nicht sein. In meiner Wirklichkeit gibt es eine Menge Sachen nicht, die es aber doch gibt. Ganz unabhängig von mir. Und an Geister glauben doch nur noch primitive Völker. Moment …"

Ich musste Beispiele finden, um ihm zu zeigen, dass er falsch lag.

„Ja genau. Man denke da zum Beispiel an die Mathematik oder an physikalische Vorgänge, an chemische Reaktionen und an was weiß ich noch alles. Ich habe viel zu wenig Ahnung von diesen Dingen. Und trotzdem gibt es das alles. Das ist sogar ziemlich wirklich. Denn, auch wenn ich keine Ahnung habe, so weiß ich doch, dass es Kriege, Ignoranz und Intoleranz gibt. Diese Dinge existieren. Die gehören zur Realität. Und genauso wenig sind dumme, mühsame, provokante Mitmenschen Geister. Die existieren nämlich auch – wirklich."

So. Ich war gespannt, was er darauf zu sagen wusste.

„Warum hältst du Menschen, die an Geister glauben, für dumm? Nur weil gewisse Wissenschaften andere Standpunkte vollkommen verdrängt haben, sind diese anderen Standpunkte noch lange nicht einfältig und primitiv. Menschen, die in Bäumen, Gestirnen, im Wind oder in Tieren mystische Wesen sahen, waren sicherlich nicht weniger intelligent als unsere heutigen Wissenschafter. Nur spielte sich ihr Denken in anderen Welten ab. Für sie waren Geister genauso real wie ein Spaceshuttle, chemische Reaktionen oder Mathematik für den modernen Menschen. Auch der moderne Mensch hat seine Geister."

„Und die wären?"

„Nimm doch nur unsere Buchstaben oder das Zahlensystem. Da stehen erfundene Zeichen stellvertretend für Gedanken, Worte, chemische oder physikalische Vorgänge. Das sind wissenschaftliche Geister. Sie existieren nur in unseren Köpfen. Allerdings glauben wir so fest an sie, dass es undenkbar scheint, dass sie nicht real wären.
Der gebildete, zivilisierte Mensch nimmt zum Beispiel als selbstverständlich an, dass das ‚Periodensystem der chemischen Elemente' schon existierte, bevor es Mendeljew formulierte. Der Gedanke, dass der Aufbau der Materie bis zum 19. Jahrhundert zufällig und ohne Gesetzmäßigkeiten funktionierte, ist absurd und verrückt."

„Natürlich, bis hierher kann ich folgen." Worauf wollte Kersten hinaus?

„Seit wann gibt es also das Periodensystem? Seit ewigen Zeiten? Wir sind überzeugt, dass das Periodensystem bereits vor uns Menschen, vor Entstehung der Erde, des Sonnensystems, der Sterne, bevor irgendwelche Materie irgendwo entstand, existierte."

„Klar, soviel ich weiß ist dieses System ja die Grundlage für den Aufbau der Materie."

„Also irgendwie unsichtbar und körperlos. Obwohl es niemanden gab, in dessen Kopf es hätte sein können, obwohl es nicht im Universum war, weil es noch kein Universum gab – trotz alledem hat das Periodensystem schon existiert?"

Ich war mir auf einmal nicht mehr so sicher. Zum ersten Mal bedauerte ich, dass ich mich nicht besser in der anorganischen Chemie auskannte.

„Wenn das ‚Periodensystem der chemischen Elemente' damals schon existierte,..." fuhr Kersten fort „... dann kann ich dir wirklich nicht sagen, was irgendetwas tun muss, um NICHT zu existieren. Mehr Beweise für eine Nichtexistenz gibt es beim besten Willen nicht. Oder anders gesagt, es gibt keinen noch so dürftigen wissenschaftlichen Ansatz, der den Schluss zuließe, dass das Periodensystem bereits existiert hätte. Und trotzdem sagt uns der ‚gesunde Menschenverstand', dass es existierte."

Ich war völlig verwirrt und bereute es bereits, überhaupt das Thema auf die Wissenschaften gebracht zu haben. Kersten wurde mir immer unheimlicher. Was machte er hier im tiefsten Waldviertel? Aber bevor ich irgend einen Einwand äußern konnte, redete er auch schon weiter.

„Wenn du über diese Geschichte lange genug nachgedacht hast und dich damit selbst verrückt gemacht hast, wirst du zu der einzigen logischen Schlussfolgerung kommen, nämlich, dass das Periodensystem vor Mendeljew NICHT existiert hat. Das bedeutet aber, dass es auch heute NIRGENDWO existiert, außer in den Köpfen der Leute. Es ist ein Geist! Wir sind alle ungeheuer anmaßend und arrogant, wenn es darum geht, Geister anderer Leute lächerlich zu machen, aber genauso dumm, intolerant und abergläubisch, was unsere eigenen betrifft."

Ich war mir nicht sicher, ob ich begriff. Auch wenn er sich einer recht seltsamen Ausdrucksweise bediente, musste ich zugeben, dass seine Ausführungen bemerkenswert waren.

Dinge, Menschen, Eigenschaften, Erfahrungen und Gefühle nannte er offensichtlich Geister, die für jeden Menschen natürlich unterschiedlich real sind. Geister bestimmen, welche Bedeutung etwas für mich hat. Mein Verhalten – so denke ich – ist demnach der Umgang mit meinen Geistern.

Mein Job, meine Familie, Kollegen oder Freunde – alles Geister, die mich unentwegt mit mir selbst konfrontieren, weil sie mir meine Schwächen, Stärken, Neigungen, Wünsche und Bedürfnisse bewusst machen. Es ist ja wirklich so. Da gibt es zum Beispiel eine Kollegin, die von jeder Person anders eingeschätzt wird. Die einen halten sie für einen Spinner, andere für bequem, wieder andere für eine schreckliche Chaotin oder für hinterhältig. Ich selbst denke, dass sie eine ausgezeichnete Organisatorin ist. Würden wir sie alle beschreiben, man käme nie auf die Idee, dass es sich um die selbe Person handelt.

Oder, da gibt es eine Produktion, mit der hat der eine Kollege künstlerische Schwierigkeiten, ein anderer findet, das Stück gibt zu wenig her, du selbst bedauerst die familiären Schwierigkeiten, mit denen manche Schauspieler zu kämpfen haben, und irgendjemand hält gerade diese Produktion für besonders kreativ und genial.

Obwohl es sich immer um ein und dasselbe Theaterprojekt handelt, sieht jeder seine eigenen Geister in den mitwirkenden Personen. Und aus dieser Sichtweise sehen wir uns selbst natürlich auch als Geist. Weil wir nämlich glauben, dass wir selbst eine ganz bestimmte Position einnehmen. Wenn du glaubst, dass du mutig bist, dass du feige bist, schüchtern, sportlich, zu alt, zu jung, … Das sind Geister, Geister, die in dir wohnen.

Das war ja seltsam. Auf einmal schienen mir die Gedanken von Kersten gar nicht mehr so fremd. Möglicherweise konnte er mir wirklich helfen, die Glut meines Lebens wieder zu finden. Und eines scheint bestechend logisch: Wenn sich die Welt wirklich in mir befindet, dann kann ich etwas verändern. Dann bin ich meiner Situation nicht machtlos ausgeliefert. Ich verstand zwar noch nicht genau, wie das alles funktionieren sollte, aber ich nahm mir vor, diesem Geisterkonzept eine Chance zu geben.

Und offensichtlich meinte Kersten ja keine Geister im herkömmlichen Sinn. Denn für einen ‚normalen' Geist schnarchte er ziemlich laut. Er war eingeschlafen.

- 14 -

„Ja glaubst du, ein Mensch hat es leicht, seine Persönlichkeit zu entfalten – eingeklemmt zwischen Schule, Eltern, Lösungsregisseuren, wie du einer bist und wer weiß, wo noch überall?" Er schmunzelte, als er auf die zerfurchte Granitwand des gegenüber liegenden Felsen schaute. „Siehst du dort drüben diesen kleinen Berg?", fragte er. Und ohne eine Antwort abzuwarten: „Ungefähr auf halber Höhe befindet sich eine kleine Höhle. In diese zog eines schönen Tages eine Adlerfamilie ein. Sie bezog diese neue Wohnung und von ihrem Wohnzimmer aus hatten die Familienmitglieder einen wunderbaren Überblick über den See dort drüben und den schwarzen Wald.

Der Adlervater war ein fleißiger Mann, der das ganze Gebiet hier unter Kontrolle halten konnte. Gemeinsam mit seiner braven Frau zog er seine Kreise und achtete darauf, dass das Leben in dieser Gegend in geordneten Bahnen ablief. Ja sogar hier bei mir kam er jeden Tag vorbei.
Und dann schlüpfte in ihrer neuen Wohnung ein Adlerjunges. Sie waren alle sehr stolz auf ihren kleinen Sohn und brachten immer nur die feinsten Leckerbissen nach Hause.

Und der Kleine wuchs und gedieh, und schon bald wurde ihm das Warten auf die Heimkehr seiner Eltern langweilig. Er war aber noch zu klein und konnte nicht fliegen und so begann er immer wieder aus der Höhle herauszuklettern und den Berg hinaufzukraxeln.
Den Eltern war das natürlich nicht recht. Sie schimpften und erklärten jedes Mal eindringlich, dass es für ihren Junior noch zu gefährlich sei, das Nest zu verlassen.

Aber der Kleine konnte die Gefahr noch nicht verstehen und so kam, was kommen musste: Eines Spätnachmittags purzelte der Arme von einem Felsvorsprung hinunter, schlug ein paar Mal kräftig auf Stein auf und blieb schlussendlich verletzt und bewusstlos am Seeufer liegen. Dort fand ihn eine Wildentenfamilie, die von ihrem Nachmittagsspaziergang gerade nach Hause schwamm.
Behutsam brachten sie den Kleinen in ihr feuchtes aber gemütliches Nest, verbanden seine Wunden und bereiteten ihm ein Lager.

Die Wochen vergingen und die Wunden heilten. Der Adlerjunge kam wieder zu Kräften, weil die Entenfamilie sich so rührend um ihn sorgte. Für ihn schien es hier das Paradies zu sein. So viele Kinder – die Enten waren zu zwölft – da war immer etwas los.

Nur mit der Zeit wurde es auch hier langweilig, weil die Entenfamilie immer vormittags das Nest verließ und erst spät am Nachmittag zurückkam. Als er wieder kräftig genug war, wollte er ihnen folgen und musste bald erkennen, dass der See eine unüberwindliche Barriere darstellte. Er konnte ja nicht schwimmen. Und als er es doch versuchte, schaffte er es nur mit größter Anstrengung und jeder Menge Glück, sich wieder aus den Wellen zu befreien.

Er schlug mit seinen Flügeln um sich und begann – zum ersten Mal in seinem Leben – ein paar Meter zu fliegen. Das gefiel ihm sehr und er trainierte den ganzen Tag lang, bis er sich sicher genug fühlte, um ein wenig weiter weg zu fliegen.

Sein erster Weg führte ihn zurück in die Wohnung seiner Eltern. Majestätisch nahm er mitten im Wohnzimmer Platz und freute sich auf das Nach-Hause-Kommen von Herr und Frau Adler. Die Überraschung und Freude war groß, als die beiden in ihm ihren totgeglaubten Sohn erkannten.

Doch Vater Adler konnte aus seinen Federn nicht heraus und überschüttete seinen Junior mit Vorwürfen. Ja, er war gar nicht mehr zu bremsen: Er sei vor Sorge und Gram fast umgekommen, und wie oft hätte er es ihm nicht schon gesagt, da würde wohl überhaupt nichts fruchten, man wolle ihn offensichtlich nicht verstehen, und so weiter und so weiter.

Der Junge verstand die Welt nicht mehr. Statt dass sich seine Eltern freuten, konnte er sich jetzt diese nicht enden wollende Moralpredigt anhören. Nein, da war ihm schon das Leben bei den Enten lieber!"

Kersten hob mit seiner linken Hand einen faustgroßen Stein vom Boden auf und fixierte mich mit seinen Augen so, wie nur er jemanden fixieren konnte.

„Der Adlerjunge schlich sich heimlich in der Nacht aus dem Nest …", setzte er fort, „… und flog zum Wildentenhaus am Waldrand. ‚Ich bleibe jetzt ganz bei euch!', sagte er zu der Familie am nächsten Morgen. Doch die Wildentenmama meinte nachdenklich: ‚Ja mein Lieber, dann wirst du allerdings – wie jeder anständige Vogel – Schwimmen lernen müssen.' Der junge Adler dachte sich: ‚Habe ich Fliegen gelernt, werde ich Schwimmen auch erlernen.' Und er beobachtet die Familie ganz genau, wie jeder einzelne Vogel langsam in den See stieg und mit den Beinen Schwimmbewegungen machte.

Mit voller Überzeugung stieg er als Letztes in das Wasser, machte mit seinen Greifen ein paar Paddelbewegungen – und ging unter."

Bei diesen Worten ließ Kersten den Stein auf den Boden fallen – tock!

„Tja siehst du, ...", fuhr er fort, „... alle meinten sie es nur gut mit ihm. Und alle hatten sie auch irgendwie Recht. Aber wir müssen das erlernen, was zu uns passt und was für uns gut ist. Und wir müssen das auslassen, was für uns nicht gut ist. Wenn wir überleben wollen, werden wir Dank unserer Stärken überleben. Vergiss das nie! Wir müssen unsere Stärken so einsetzen, wie sie uns entsprechen, wir müssen so lernen, wie es uns entspricht. Wenn wir versuchen Dinge zu erlernen, die anderen, aber nicht uns selbst entsprechen, ich fürchte, dann werden wir genau daran scheitern."

- 15 -

Wenn du genau weißt, was du suchst, dann wirst du es auch finden. Richte deine Aufmerksamkeit immer auf die Dinge, die du finden möchtest. Denn alles, worauf du deine Aufmerksamkeit richtest, ziehst du dadurch an. Dafür gibt es vielleicht keine wissenschaftliche Erklärung, aber es funktioniert immer. Wer suchet, der findet."

„Wie aber kann ich etwas finden, was ich gar nicht kenne?" wagte ich einzuwenden. Kersten hatte mich um Kräuter geschickt. Ich sollte wieder einmal etwas meisterhaft beherrschen, von dem ich keine Ahnung hatte. Der Alte erwartete von mir ständig irgendwelche Wunder, die ich nicht vollbringen konnte. Ich fühlte mich lausig.

„Der fundamentale Schlüssel deines Lebens, was immer du dir darunter vorstellen möchtest, ist die Fertigkeit magische Wünsche richtig einsetzen zu können. Richte deine Aufmerksamkeit durch die Kinder auf deine Enkelkinder. Lass magische Wünsche wirken. Deine Kinder sind im Moment die Kräuter, die du suchst. Die Enkelkinder die Wirkung, die deine Kräuter entfalten werden. Stell dir den Geschmack vor. Wir werden heute Abend Kräuternudeln mit Pesto kochen. Kennst du den Geschmack von Kräuternudeln?"

Kersten wusste, dass ihm meine ungeteilte Aufmerksamkeit gehörte, wenn er meine Kinder ansprach.

„Pesto kenne ich, das ist diese Basilikumpaste."

„Das war nicht meine Frage. Kennst du den Geschmack von Kräuternudeln?"

„Ich glaube, ich kann ihn mir vorstellen."

„Das ist zu wenig. Du wirst dir den absolut besten Geschmack vorstellen und dich dann auf die Suche machen. In der Zwischenzeit kannst du ja schon deinen magischen Wunsch trainieren und dir vorstellen, wie deine Kräuternudeln schmecken sollen.

Das Problem mit magischen Wünschen ist, dass du zu oft von ihnen gehört hast."

Ich protestierte. Noch nie hatte ich jemanden von magischen Wünschen sprechen hören.

„Ach geh, jeder erzählt dir, wie wichtig es ist, ein Ziel zu haben."
„Ja und?"
„Ziele sind nichts Anderes als kleine magische Wünsche. Und alle reden so viel von Zielen, dass du es einfach mit der Zeit für selbstverständlich erachtest. Du glaubst, weil du so viel über Ziele weißt, dass du magische Wünsche hast. Aber das ist Unfug. Möglicherweise denkst du sogar jetzt: ‚Ach so, er möchte ja nur über Ziele sprechen. Aber ich kenn das. Das ist ja eine ganz alte Platte. Ich weiß, meine Ziele müssen klar, direkt und positiv formuliert sein, ich soll sie niederschreiben. Ich kenn diese ganze Geschichte.'

Aber genau deshalb musst du so vorsichtig sein, um nicht in diese Falle zu gehen. Es ist die Falle die vom Kriegsgeist ‚Gewohnheit' beherrscht wird. Du glaubst, weil du dich jeden Tag mit etwas auseinandersetzt, dass du eh alles richtig machst. Du nimmst magische Wünsche also für selbstverständlich.
Aber magische Wünsche sind, wie ich dir schon gesagt habe, die Fundamente jeder Motivation. Und Fundamente müssen jeden Tag angewendet, geübt und trainiert werden.

Denke an die größten Lehrer und Berater, Betreuer von Spitzensportlern oder Künstlern. Sie sind dafür bekannt, magische Wünsche an Menschen weiterzugeben, die bereits die besten in ihrem Fach sind.
Und dies gilt für magische Wünsche ganz im Allgemeinen. Auch wenn du bereits gut bist in deinem Fach, du musst dein Können aufrechterhalten.
Erst eine Fertigkeit erlernen und dann behalten. Das ist das Geheimnis wirklicher Qualität. Und wenn wir hier von magischen Wünschen reden, müssen gerade diese durch Training und Übung erlangt und dann erhalten werden.

Ein weiser Mann hat einmal gesagt: „Wiederholung ist die Mutter jeder Fertigkeit." Es gibt nichts, das ich öfter wiederholen könnte als den Satz: ‚Wiederholung ist die Mutter jeder Fertigkeit.'"

Er amüsierte sich großartig, während er dies sagte. Wir waren gerade auf einem steilen Bergweg. Neben uns kletterte Efeu über saftiges Moos. Kersten ging vor mir und ich konnte seine Schritte beobachten. Jeder Tritt, den er machte, strahlte eine unglaubliche Sicherheit aus. Selten warf er einen Blick auf den Boden vor sich, um zu sehen, ob da nicht vielleicht eine Wurzel oder ein größerer Stein ihn in Gefahr bringen könnte zu stolpern oder gar zu stürzen. Es schien, als würde er spüren, wo er hintrat und wie er seine Schritte setzen musste, ohne abzurutschen. Seine Schritte und seine Worte bildeten eine Einheit, die diese ihm eigene Ruhe ausstrahlte.

Manchmal lugte zwischen dem oberen Rand der Schuhe, knapp oberhalb der Knöchel, und dem unteren Rand seiner Hose, die möglicherweise einmal dunkelgrün gewesen war, etwas Rotes hervor. Dicke rote Wollsocken, denen das viele Waschen nichts anhaben konnten oder die noch nicht so ausgetragen waren, wie alles andere, was er anhatte.

„Wenn du irgendetwas Besonderes schaffen möchtest, musst du es immer und immer wieder tun. Und im Besonderen denke ich in diesem Zusammenhang an magische Wünsche, an unsere treibende Kraft.

Magische Wünsche müssen frisch sein! Das gilt übrigens auch für unsere Gedanken und die Kräuter. Selbst wenn du wirklich gute magische Wünsche hast, du musst sie für dich immer wieder neu formulieren.
Vielleicht gelten sie nicht mehr und du jagst veralteten magischen Wünschen nach.
Aber die meisten Menschen haben sowieso keine wirklichen magischen Wünsche, die ihrem Leben eine klare Richtung geben.

Es gibt einen Großmeister des Hap Ki Do, eine koreanische Verteidigungssportart. Sein Name ist Ko Miong. Er unterwies seine Schüler auf sehr wirksame Weise. Er brachte ihnen bei, komplizierteste Bewegungsabläufe in einfache kleine Teilschritte zu zerlegen und diese regelmäßig und immer wieder und wieder und wieder und wieder zu trainieren.

Im Laufe der Ausbildung stellte sich heraus, dass die so unglaublich kompliziert wirkenden Bewegungsabläufe aus nicht mehr als sieben einzelnen Teilschritten bestanden."

Er drehte sich um und ich stolperte fast in ihn hinein.

„Ist das nicht interessant?"

„Aber ja, sicherlich."

„Aber das Interessanteste ist, dass nur sehr wenige den schwarzen Gürtel in Hap Ki Do erringen konnten. Sie gingen immer wieder zu Ko Miong und sagten ‚Okay, wir kennen die sieben Schritte, die sieben Bewegungen. Zeigst du uns endlich etwas Neues?' Er aber sagte: ‚Nein, nein, als Meister des Hap Ki Do beherrschst du nur diese sieben Schritte. Aber du musst sie wirklich beherrschen lernen. Und wenn du diese sieben Bewegungen beherrschst, wirst du einfach und sicher den schwarzen Gürtel verdienen!' Aber wie gesagt, nur wenige verstanden, was Ko Miong damit sagen wollte.

Lass es nicht zu, in diese Falle zu tappen. Auch wenn du schon viel über Motivation gehört hast, setz dich damit immer wieder neu auseinander. Bring deine Kinder und deine Schüler dazu, sich mit ihren magischen Wünschen auseinanderzusetzen. Brich die Fesseln deiner Vergangenheit und betrachte die Welt in einem komplett neuen Licht.
Fundamente müssen täglich trainiert werden. Wenn du dir darüber im Klaren bist und es beherzigst, dann wirst du alles unternehmen, deine eigenen magischen Wünsche festzulegen. Du darfst niemals gelangweilt sein. Du musst begeistert sein, leidenschaftlich die kleinen Übungen täglich durchführen, die dir die andauernde Freude und Zufriedenheit sichern – ein Leben lang."

Er unterbrach kurz seine leidenschaftlichen Ausführungen. Du darfst niemals gelangweilt sein, hatte er gerade gesagt.

Kersten zwinkerte mir zu und fuhr fort.

„Persönliche magische Wünsche sind die Nummer Eins. Verschaffen wir uns einmal einen kurzen Überblick: Warum haben magische Wünsche eine so große Kraft?
Warum ist es notwendig, sie zu nützen? Warum sind sie so wichtig?
Die Antwort: Mit magischen Wünschen nehmen wir im Vorhinein Einfluss auf unsere Zukunft. Wir erschaffen in unseren Köpfen das, was du Bestimmung nennen kannst.
Wir geben unserem Leben eine Form und eine Richtung. Mach dir keine Illusionen, du hast in jedem Fall magische Wünsche, ob du dir dessen bewusst bist oder nicht.

Das Problem dabei ist nur, dass die meisten Menschen äußerst schwache magische Wünsche haben. Was immer deine magischen Wünsche sind, sie beeinflussen dich.
Vielleicht bestehen deine magischen Wünsche nur darin, lausige Rechnungen zu bezahlen, irgendwie den Tag zu überstehen, möglichst wenig aufzufallen, seine Ruhe zu haben.

Das Problem mit solchen magischen Wünschen ist, dass sie dich nicht inspirieren.
Sie werden es nicht schaffen, dass du in der Früh aus dem Bett springst und zu dir sagst: ‚Hurra, ich muss sofort aus dem Bett und endlich meine lausigen Rechnungen bezahlen!'

Es kommt nur sehr selten vor, dass du durch solche Wünsche einen wirklichen Antrieb erfährst. Magische Wünsche können aber diese Macht entwickeln. Sie bringen dich zu Wachstum, Lernen, persönlichen Erfolg und sogar zu deinen Kräutern.
Aber es muss etwas sein, das stark genug ist, dich vorwärts zu treiben. Wenn du genau und präzise und richtig vorgehst, können sie dein Leben richtiggehend verwandeln.

Ich habe einmal von einer Untersuchung gelesen, die 1953 an der Yale Universität durchgeführt wurde …"

Mittlerweile dachte ich gar nicht mehr darüber nach, was Kersten so tat, woher er sein Wissen hatte und vor allem, wie er trotz dieser Anstrengung soviel reden konnte.

„Was sie dabei taten? Sie befragten die Schulabgänger des Jahrganges 1953, wer von ihnen eine wirklich klare Vorstellung (also magische Wünsche) hatte, wie ihr Leben weiterhin verlaufen sollte. Dies musste in schriftlicher Form vorliegen.
Interessanterweise, was wahrscheinlich sogar du erraten hättest, hatten nur weniger als 3% der Befragten eine klare Vorstellung und eine schriftliche Ausführung darüber.
20 Jahre später, also 1973, gingen sie zurück und fragten jeden Überlebenden dieser Klasse, wie denn so sein Leben verlaufen war.

Und jetzt kommt's: Die 3%, die ihre magischen Wünsche schriftlich festgehalten hatten, also in Form eines klaren Zukunftsplanes, diese 3% waren glücklich, zufrieden und begeistert. Diese Aussage kann natürlich nicht als objektive Feststellung angesehen werden, aber Tatsache ist: Die Gruppe von Leuten, die schriftlich ihre magischen Wünsche formuliert hatte, verdienten mehr Geld als alle übrigen 97% zusammen, die keine magischen Wünsche niedergeschrieben hatten! Denk einmal darüber nach! Das ist die Kraft richtiger magischer Wünsche.

Du kannst über Regie, über Lernen, über Konzentration, über Gesundheit und Fitness alles wissen, aber wenn du nicht weißt, warum du etwas tust, wenn du nicht weißt, wohin du dich entwickelst, dann ist es sehr, sehr selten, dass du wirklich das aus dir herausholst, was in dir drinnen steckt. Du wirst deine Möglichkeiten nicht nützen können, weil du sie nicht ausreichend wahrnimmst. Warum setzt du dich also nicht einmal hin und schreibst die magischen Wünsche auf, baust Luftschlösser, unabhängig davon, wie realistisch das Erreichen des einzelnen magischen Wunsches ist.

Wenn alles möglich wäre, wenn du alles erreichen kannst, was würdest du dir dann wünschen? Was möchtest du tun, was möchtest du erlernen, besitzen, wer möchtest du sein?

Und wenn du solche magische Wünsche aufgeschrieben hast, schreib zu jedem magischen Wunsch einen kurzen Plan, wie man diesen magischen Wunsch erreichen könnte.
Du wirst staunen, wie ‚realistisch' auf einmal deine Träume werden.
Luftschlösser bauen ist das lukrativste Realitätengeschäft, das es auf dieser Welt gibt.
Selbst magische Wünsche, die deinen Job betreffen. Und selbst wenn diese momentan noch weit über deinen Möglichkeiten liegen, das macht gar nichts. Auch nicht, wenn du nicht die geringste Ahnung hast, wie du sie Wirklichkeit werden lassen könntest.

Was wir hier ausnützen ist das gleiche Prinzip, das sich jede Religion auf dieser Erde zu Nutzen macht.
Unabhängig davon, woran du glaubst im religiösen und spirituellen Sinn, die Macht von absolutem Glauben und Vertrauen ist allgemeines Gesetz.
Wenn du inspiriert genug bist, wenn du begeistert und leidenschaftlich von deinem magischen Wunsch überzeugt bist, dann wirst du auch einen Plan, eine Strategie finden, wie du diesen magischen Wunsch erreichst, auch wenn es dir im Moment noch unmöglich erscheint. Du wirst alles, was du dir wünschst, früher oder später an Land ziehen.

Es ist dabei natürlich gestattet, magische Wünsche für jeden Bereich des Lebens zu formulieren. Für deinen persönlichen, emotionellen, sozialen, spirituellen, physischen oder finanziellen Bereich, für alles kannst du magische Wünsche formulieren.

Und wenn du sie niederschreibst, kannst du unterscheiden zwischen den magischen Wünschen, die deinem Leben als Ganzes eine Richtung geben, also den mega-magischen Wünschen und denen, die du schon jetzt erreichen möchtest.
Du wirst bemerken, dass du in vielen Bereichen gar nicht so große Anstrengungen aufbringen musst, um sie zu realisieren. Du kannst ja z. B. Einfluss auf deine Gefühlszustände ausüben. Beschreibe also mit deinen magischen

Wünsche, wie du sein möchtest, wie du mit anderen umgehen möchtest, wie viel Freude du haben, wie viel Leidenschaft du jeden einzelnen Tag leben möchtest, welche Person du sein möchtest.

Beschreibe auch magische Wünsche für deine Beziehung. Wie genau soll dein Partner sein? Wie deine Kinder? Deine Enkelkinder? Du weißt noch, Erziehung gibt es nicht, nur Vorbildwirkung. Und diese hört nicht bei den eigenen Kindern auf. Also konzentriere dich auf dich und deine magischen Wünsche. Achte darauf, dass du dich mit deinen magischen Wünschen nicht einschränkst, also den Blick für das Ganze verlierst.

Deswegen ist es wichtig, dass du die magischen Wünsche kontinuierlich überarbeitest, dass du jeden Tag mit deinen magischen Wünschen verbringst, und dass du das präzise tust.
Wenn du das alles gemacht hast, hast du dir damit eine Landkarte zu deiner persönlichen Zufriedenheit entworfen.
Vielleicht ist sie noch eine sehr ungenaue Karte, aber sie ist zumindest einmal eine Landkarte und sie suggeriert dir: Es gibt einen Weg. Es kann sein, dass du ihn noch nicht kennst, aber es gibt einen, das weißt du.

Natürlich wirst du bemerken, dass viele deiner Pläne nicht ganz so realisierbar sind, wie du es aufgeschrieben hast, aber wenn du wirklich konsequent dranbleibst, wenn du dich konsequent um die Realisierung deiner magischen Wünsche kümmerst, wirst du einen überwältigenden Großteil deiner magischen Wünsche sehr wohl realisieren und das bedeutet eine unglaubliche Menge an positiver Veränderung.

Du wirst weit über deine heutigen Grenzen gehen können. Du wirst erkennen, dass auf einmal alles möglich ist. Dein Leben wird sich auf jeder Ebene verändern. Dein Selbstvertrauen, dein Vertrauen, deine Einschätzungsgabe, jeder Bereich deines Lebens wird sich positiv verändern. Wenn du Dinge besitzen möchtest, wenn du dich selbst verändern möchtest, alles wird für dich erreichbar. Wir sprechen hier von einer ungeheuerlichen Menge an Veränderungen. Das ist die unglaubliche Kraft, die Macht, die magische Wünsche haben.

Vielleicht verstehen wir nicht genau, wie das Ganze funktioniert. Da ist viel mehr dahinter, als nur, dass du irgendetwas aufschreibst. Etwas Magisches geschieht hier.
Du wirst selbst zum Schöpfer, du schreibst deinen magischen Wunsch auf und wirst dir darüber klar, warum du 100-prozentig möchtest, dass dieser Wirklichkeit wird.

Wir werden heute also sichergehen, dass du dir nicht nur magische Wünsche formulierst, sondern, dass du dir auch absolut klar darüber wirst, warum du sie erreichen musst. Es gibt nämlich ein wichtiges Gesetz in der hohen Schule der magischen Wünsche."

Er blieb stehen und gab seinen Worten eine fast übertriebene Bedeutung:

„Die Absicht ist stärker als das Ergebnis. Was meine ich damit? Die Absicht ist zwar auf ein Ergebnis gerichtet, aber beim magischen Wunsch geht es eben nicht um die Dinge, die du bekommst, und die Fertigkeiten, die du erlernst. Die Kraft der magischen Wünsche kommt aus dir und deiner Absicht, was der magische Wunsch aus dir als Person macht.

Schau das Ganze einmal von dieser Seite an: Am Ende deines Lebens werden dich nicht die angehäuften Dinge glücklich machen. Am Ende deines Lebens ist dein Reichtum das, was du als Person geworden bist. Und hinter allem, was du geworden bist, steht ein magischer Wunsch."

Ich musste an meine Mutter denken. Sie starb in meinen Armen. Sie wog kein Gramm weniger, nachdem ihr Leben aus ihrem Körper gewichen war. ‚Das Einzige, was wir wirklich besitzen könnten – unser Leben – hat kein irdisches Gewicht und kann somit auf dieser Welt nicht verloren gehen.' schoss es mir damals durch den Kopf.

Schön langsam schien es mir, ich hätte verstanden, was Kersten mir sagen wollte. Aber er war nicht zu bremsen. Ihm war dieses Thema offensichtlich von großer Wichtigkeit. Er steigerte sich richtiggehend hinein, während er seine Schritte bergauf beschleunigte.

„So, manche Menschen gehen jetzt also hinaus in ihre Welt, setzen sich Ziele, irgendwie, blind, und sie sagen sich, ‚das ist alles, was ich in meinem Leben machen möchte, was ich haben möchte', und sie richten ihre gesamte Aufmerksamkeit auf nutzlose Gegenstände.
Natürlich ist es nicht falsch, sich Gegenstände zu wünschen und du sollst so viele Dinge besitzen, wie du möchtest. Das ist auch ein Teil deines Lebens.
Und vor allem ist es ein Teil deines Manifestationsprozesses. Aber wenn du dich nur auf Dinge konzentrierst, bezahlst Du einen hohen Preis.
Du verlierst die Perspektive, die Vorstellung, wer du sein möchtest, was du dir in deinem Leben erschaffen möchtest. Deswegen ist es wichtig, dass du dir eben klar darüber wirst, was du mit deinen magischen Wünschen erreichen möchtest.

Vielleicht wünscht du dir 10 Millionen. In Ordnung, 10 Millionen motivieren dich vielleicht auf eine bestimmte Art und Weise. Aber was steht hinter den 10 Millionen? Ist es die Person, die physisch und psychisch unabhängig wird? Das wäre wirklich aufregend.
Oder ist es die Freiheit, die du dir durch das Geld erhoffst. Die Freiheit, die dir die Möglichkeit gibt, Dinge zu tun oder auch zu geben. Oder ist es die Zeit, frei zu leben – all das wird dich weit mehr motivieren als das Geld allein. Der magische Wunsch wird daher nicht auf das Geld sondern auf die Zeit, Freiheit oder Unabhängigkeit gerichtet sein.

Das Problem mit magischen Wünschen ist also, dass sie von den Menschen nicht ernsthaft betrieben werden. Sie machen es vielleicht einmal zu Neujahr – die Gesellschaft leidet fatal unter diesem ‚Neujahrssyndrom'. Ende des alten Jahres werden Vorhaben für das neue Jahr formuliert. Oberflächlich, ohne sich genau zu überlegen, was das eigentlich bedeuten würde, wie diese Vorhaben das Leben verändern würde. Und sie überlegen sich auch nicht, wie sie diese Vorhaben erreichen können, und auf einmal heißt es: ‚Ups, schon wieder ein Jahr vergangen, dürfte ich wohl nicht geschafft haben. Na, nehme ich sie mir halt fürs nächste Jahr vor.'

Diese Vorhaben haben offensichtlich keine Kraft. Es fehlten die magischen Wünsche dahinter. Diese Menschen haben die Kraft nicht verstanden, die in ihren magischen Wünschen liegt. Sie nehmen sie auf die leichte Schulter. Sie nehmen sie nicht in ihre eigene Welt auf. Nicht in ihre Köpfe, dort wo sie wirklich real werden, wo sie ihre Kraft entwickeln können. Sie erkennen nicht, dass nur und ausschließlich magische Wünsche etwas in ihrem Leben erschaffen.

Die größte Herausforderung wäre aber zu verstehen, warum man überhaupt für seine magischen Wünsche eintreten soll. Nicht die Vorhaben um der Vorhaben willen sind ausschlaggebend, denn der Enthusiasmus hält nur eine kurze Zeit an und dann stirbt er aus.

Die Absicht wird für jeden unterschiedlich sein. Aber du musst dir über deine Absichten klar werden. Ich glaube fest daran: Zuerst geht es um die Absicht, erst dann kommen die Antworten. Wenn du eine Absicht hast, unbeugsam, stark und groß und einfach weißt, warum du etwas tun musst, dann wirst du einen Weg finden.
Aber wenn du dir nur ein kleines Ziel setzt und denkst: „Ja, ja, das wär schon ganz gut", dann wirst du nicht inspiriert sein, dann wirst du nicht die magische Berührung verspüren, die in diesem magischen Wunsch liegt, eine Kraft, die dein Leben langfristig verändern kann.

Wer auf dieser Welt irgendetwas Großartiges erreicht hat, hat als treibende Kraft seine Absicht, also einen magischen Wunsch gehabt. Und diese Absicht hat diesen Menschen mit der nötigen Kraft und dem nötigen Durchhaltevermögen ausgestattet.
Es ist also notwendig, die eigenen magischen Wünsche zu konkretisieren, sich aber auch über die Absicht, über das ‚Warum' absolut klar zu werden. Dann kannst du daran gehen, Wege zu finden, wie du deine Vorhaben verwirklichen kannst.
Sobald du etwas denken kannst, kannst du es auch erreichen."

Er setzte sich auf einen Stein und deutete mit seinem Kopf auf den Platz neben sich. Ich setzte mich zu ihm. Einerseits verstand ich ihn, andererseits war mir nicht ganz klar, was das Ganze mit meinem Laddei zu tun haben sollte.

„Kersten, Sie reden ausschließlich von mir und überhaupt nicht von der Überbelastung der Gesellschaft. Aber die Gesellschaft mit ihrem Stress ist es doch, die Schwierigkeiten hat."

„So siehst du die Sache. Aber die Schwierigkeiten hast du mit der Gesellschaft. Wenn du etwas an deiner Welt verändern möchtest, musst du dich verändern. Die Verantwortung für unser Leben muss bei uns liegen. Und im Wort ‚Verantwortung' steckt das Geheimnis: ‚Antwort'! Wer Verantwortung übernimmt, muss Antworten für die Herausforderungen haben. Wenn deine Antworten aber Bedeutung oder Wert haben sollen, müssen sie zuerst auf dich selbst zutreffen. Wenn sie für dich Gültigkeit haben, wird diese Gültigkeit deine Umwelt verstehen, übernehmen, sich damit auseinandersetzen.
Mach dir keine Sorgen, ich lasse dich dabei nicht allein. Deine Kraft ist größer, als du glaubst. Aber du erkennst sie noch nicht.
Ich würde dir ja gerne einen Trick oder Zauberspruch nennen, der auf einmal deine Umwelt zu dem macht, wie du sie dir wünschst. Aber was wünscht du dir denn?
Du weißt ja selbst gar nicht, wie und was dein eigenes Leben ist. Und du möchtest Anweisungen geben? Du möchtest Lösungsregisseur spielen?"

„Wie meinen Sie das, ich weiß nicht, wie mein Leben so ist?"

„Möchtest du etwa behaupten, dass du das perfekte Leben lebst, dass es nichts zu verändern, zu wünschen gibt? Alles ist ganz wunderbar? Du würdest mir nicht zuhören, wenn dem so wäre."

„Aber wie soll ich mich auskennen, wenn Sie ‚Ziele', ‚Träume', ‚Vorhaben', ‚Wünsche' und ‚Absicht' als magische Wünsche bezeichnen? Das ist doch sehr verwirrend."

„Magische Wünsche sind die Kraft hinter jedem dieser Ausdrücke. Ein Ziel ist wertlos ohne magischen Wunsch, weil es nie in die Tat umgesetzt wird. Das, was ich magischen Wunsch nenne, ist der Motor.
Der Motor, der dich nach den Sternen greifen lässt.
Der Tritt in deinen Allerwertesten, der dich nicht im Selbstmitleid untergehen lässt.
Der Pfeffer, der dich dazu zwingt, etwas zu unternehmen.
Der Weckruf für deine Lebensgeister.
Der Zündschlüssel fürs Glück.
…"

Es bereitete Kersten offensichtlich großes Vergnügen immer weitere Beispiele zu erfinden. Das waren die Momente, in denen man sich nicht mehr ganz sicher sein konnte, inwieweit Kersten noch ernst bei der Sache war.

Dennoch, seine Ausführungen lösten in mir unterschiedliche Empfindungen aus.

„Weißt du jetzt, warum magische Wünsche funktionieren?"

„Na ja, äh …"

„Ich auch nicht genau. Aber ein paar Anhaltspunkte gibt es schon:

Ich glaube stark daran, dass Gedanken Dinge sein können. Dass wir alles, worauf wir unsere Aufmerksamkeit konsequent richten, in unserem Leben auch erfahren werden. Alles, was wir für wahr halten, ist wahr oder es wird wahr. Deine Gedanken manifestieren die Realität.

Wenn du magische Wünsche formulierst, beginnt damit ein interessanter dynamischer Prozess. Und dieser Prozess sagt dir bewusst und unbewusst, dass der momentane Punkt, an dem du in deinem Leben angelangt bist, nicht der ist, wo du gerne sein möchtest. Du beginnst also das Spannungsfeld zwischen deinen Träumen und deiner momentanen Situation wahrzunehmen. Das heißt, du bist unbefriedigt. Und ein großer Teil jeder Motivation ist das Gefühl unbefriedigt zu sein.
Ich meine, wenn du total bequem und entspannt in deinem Lehnstuhl sitzt, bist du sicher nicht motiviert, alles auf dich zu nehmen, um Dinge geschehen zu lassen.

Wie auch immer, wenn du so richtig unbefriedigt bist, ist das genau der Punkt, wo du beginnst, Kraft zur Veränderung zu entwickeln.
Eine der gefährlichsten Fallen dieser Welt wird ‚Erfolg' genannt. Für viele Menschen ist Erfolg eine Falle. Weil, was passiert, wenn sie Erfolg haben? Sie werden unvorsichtig und vor allem: Sie vergessen auf ihre magischen Wünsche.

Wenn sie allerdings fehlschlagen, beginnen sie nach Veränderungen zu suchen und Druck zu machen. Und dieser Druck zeigt manchmal recht brauchbare Resultate.
Unzufriedenheit, unbefriedigt sein, ist eine Kraft, die wir ausnützen müssen. Diese Kraft muss unser Verbündeter sein, ein Friedensgeist. Druck darf ja nicht als Kriegsgeist gesehen werden, vor dem wir beginnen davonzulaufen. Erst der Druck macht aus einem Stück Kohle einen Diamanten, einen Kristall. In der Unzufriedenheit liegt wirkliche Kraft. Betrachte es einmal von dieser Seite: Druck ist das, was menschliches Verhalten formt. Druck ist der primäre Motor unserer Aktionen. Denk einmal darüber nach. Was bringt dich dazu zu essen? Ist das nicht eine bestimmte Art von innerem Druck?"

Vergnügt drückte er mir ein Stück frisches Brot in die Hand. Wir saßen schweigend und kauend nebeneinander. Es war gar nicht so einfach dieses Brot zu kauen. Unzählige Kornsorten und Nüsse waren da zusammen mit Gewürzen gebacken. Ich musste an einen Roman denken, in dem es hauptsächlich um Brotbacken ging. Ich glaube Ezechielbrot nannten sie darin dieses reichhaltige und gesunde Brot, das diesem hier ähnlich gewesen sein musste. Ist ja auch egal.
Kersten war ganz versunken und nicht in dieser Welt, wenn er aß. Man gewann den Eindruck, das Kauen sei für ihn das Wichtigste und Erfreulichste überhaupt. Seine offene Art war ansteckend. Ja, man konnte sagen, ich mochte ihn und ich mochte das Brot.
Nachdem wir dieses königliche Mahl beendet hatten, saßen wir noch einige Zeit schweigend nebeneinander.
„Jetzt aber weiter." Das war das Zeichen zum Aufbruch. Er verschloss seinen Rucksack und machte sich auf den Weg. Ich beeilte mich, um nicht wieder einmal hinter ihm herlaufen zu müssen.

„Die wichtigste Lektion, die wir im Leben lernen können, ist mit Druck umzugehen. Für die Kunst magische Wünsche zu nützen ist auf jeden Fall die Fertigkeit Druck auszunützen eine absolut notwendige.
Wenn wir ohne Druck etwas in Angriff nehmen, haben wir keine Motivation dazu. Und Druck entwickelt sich nur dann, wenn wir genau wissen, was wir wollen. Wenn wir also erkennen, dass wir nicht am Ziel sind.

Erst in diesem Moment nimmt unser Ziel Gestalt an und unsere Geister werden aktiv. Sie beginnen alles Notwendige zu unternehmen, uns dorthin zu bringen, wo wir hingehören.

Versteck dich nicht vor dem Druck! Erkenne ihn, begrüße ihn, heiße ihn willkommen und trainiere ihn jeden Tag. Druck ist in diesem Sinne nichts Negatives. Er ist etwas durchaus Positives, das uns veranlasst in eine gewünschte Richtung zu gehen. Es veranlasst uns, aktiv zu werden, etwas zu tun, unsere Pläne in die Tat umzusetzen.
Begehe nicht den Fehler, dir keine zu hohen Ziele zu setzen! („weil dann fühlst du dich so unter Druck gesetzt.') Genau das ist ja das Großartige, das ist es, was dich antreibt, dein Ziel auch zu erreichen. Außerdem wird dieser Druck verhindern, dass du vorzeitig aufgibst.

Eine Möglichkeit ein ‚Warum' zu schaffen, das stark genug ist dich voranzutreiben, ist, magische Wünsche aufzuschreiben. Also ‚Ich möchte unbedingt das und das erreichen, weil ich dann dieses und jenes in meinem Leben erfahren werde.'
Zusätzlich muss man auch die Tatsache ausnützen, dass wir immer mehr tun werden, um vor Kriegsgeistern davonzulaufen, das heißt: Wir müssen auch ein negatives ‚Warum' erschaffen. Damit meine ich keineswegs, dass du eine negativ denkende Person werden sollst. Nein, ich möchte, dass du auch aufschreibst, was du verlierst, wenn du dein Ziel nicht erreichst.
Was würde es dich kosten, persönlich, an Selbstwert in deinem Leben usw. Damit bekommst du eine Liste vom Leid, das dich erwartet, wenn du die magischen Wünsche nicht verwirklichst. So nützt du alle deine Kräfte und Ressourcen, um dich kontinuierlich und gleichmäßig von deinen magischen Wünschen tragen zu lassen.

Ich möchte also, dass du ab jetzt mindestens viermal pro Jahr eine neue Liste von neuen magischen Wünschen verfasst. Dabei kannst du natürlich die magischen Wünsche weiterverwenden, die vielleicht noch nicht realisiert sind. Aber du musst sie neu aufschreiben.
Mit dieser Liste musst du mindestens einmal pro Woche arbeiten und die Hauptziele, die für dich wichtigen Punkte, müssen Teil deines täglichen Rituals werden."
Er blieb stehen und schaute mich bestimmt an.

- 16 -

Ich suche also mein Lebensziel. Warum bin ich auf diesem Planeten? Warum jetzt, warum hier, warum bin ich an diesem Punkt angekommen? Was hat mich in die Waldviertler Geisterwerkstatt geführt? Was hat mich jetzt hierher geleitet?
Wer bin ich. Woher komme ich? Wohin gehe ich?

„Gnôthi Seauton – Erkenne dich selbst", die Inschrift im Tempel des Apoll in Delphi. Ich bin eingeladen, die Bedeutung meiner Lebenszeit neu zu definieren.

Vor mir ein Schalenstein. Ein leeres Blatt Papier, in das ich alle Gedanken hineinfallen lasse. Vielleicht gelingt es mir so, meine wichtigsten Ziele zu formulieren.

Was habe ich vor in meinem Leben?
Was möchte ich noch lernen?
Wo möchte ich mich hinbewegen?
Was erwarte ich von meinem Leben?
Spirituell?
Emotionell?
Finanziell?
Welche Fertigkeiten werde ich erlernen?
Welche Bilder, welche Klänge, welche Dimensionen warten noch auf mich?

Ungeordnet alles aus meinem Kopf schütteln. Meine Gedanken ausschütteln. Ausschütteln auf weißes Papier. Die Gedanken aus dem Kopf bekommen. Der Anfang jeder magischen Handlung.
Solange die Gedanken in meinem Kopf sind, bilden sie endlose Schleifen, wie Musiker dazu sagen würden.
Gedanken, die sich im Kopf immer wieder und wieder wiederholen.
Leerschleifen, die eine Lösung unmöglich machen.

Deshalb, hinaus aus meinem Kopf. Hinaus in das Auffangbecken, in die Schale, auf das weiße Papier.

Ich beginne zu schreiben:

Ruhe, Wert, Sicherheit, Familie, Kinderlachen, Haus, Wald, Wasser, Musik, Menschen, Klang, Reisen, ein Aquarium, Motorrad, neuerlich die Kinder, Magie, magisches Wachstum, Erkenntnis, …

Der erste Schritt ist getan. Jetzt kann ich für mich die Visionen herauskristallisieren. Ich kann jetzt die Bestimmung meines Lebens formulieren – die Lebensvision.
Die Kraft, an welcher ich meine Taten messen kann.
Jetzt ist der Zeitpunkt, eine magische Handlung durchzuführen, um konkrete Erkenntnis über mich selbst zu erlangen. Ich bin ungestört. Ich nehme mir die notwendige Ruhe und die Zeit, die ich benötige, weil dies scheint mir der allerwichtigste Grundstein für mein „neues" Leben zu sein.:

LEBENSVISION

Beispiele: Den Geist erhellen, den eigenen und den anderer; die schönen Dinge erkennen und genießen; Zufriedenheit vermitteln; auf der Suche nach dem Echten, Ehrlichen und Wahren bleiben und wachsen; das Gute in mir und anderen finden; Aufrichtigkeit und Zivilcourage leben; den Kindern ein Vorbild sein; Freiheit, Frieden und Humanität vorleben; diese Werte mit magischer, spiritueller Energie aufladen; Gott zum Lachen bringen.

Ich bin in meine eigenen Energiefelder eingetaucht. Dennoch spüre ich zum ersten Mal seit langem wieder Boden unter den Füßen. Genau das ist es. Die Lebensvision ist mein Fundament. Meine Basis, an der ich mich selbst orientieren kann. Das ist also mein Ziel! Ich kenne jetzt meine konkrete Aufgabe. Natürlich scheint es mir noch ein wenig unwirklich. Sicherlich werde ich auch noch das eine oder andere verändern müssen. Vielleicht ergänzen, vielleicht etwas entfernen.

Aber genau das ist es. Das ist meine innere Glut! Dafür lohnt es sich zu leben. Dafür lohnt es sich aktiv zu werden. Dafür lohnt es sich, diesen angefangenen Weg weiter zu gehen. Das ist mein KIVER. Meine Kraft, das Licht am Ende der Nacht.

Meine Gedanken bewegen sich immer schneller. Irgendwie habe ich es ja schon vorher gespürt. Aber zum ersten Mal habe ich es in meine eigenen Worte gefasst. Jetzt erst habe ich etwas, das eine Landkarte für meine Zufriedenheit sein wird.

Jetzt kann ich mich auf die Suche nach den wirklichen intensiven Gründen, nach dem ultimativen Warum machen.
Ich brauche das „I", das Intensivieren. Ich brauche für meine innere Glut den richtigen Treibstoff.
Aber auch hier muss es ganz alleine Meines sein! Nichts Ausgeborgtes.

Warum sieht mein Lebensziel so aus? Warum ist gerade das meine Lebensvision?
Ist es mein Ehrgeiz? Ist es Eitelkeit? Ist es Bigotterie? Ist es Gewohnheit, Selbstverständlichkeit, Karma? Ist es meine Familie?
Ja, die Familie fühlt sich richtig an. Vater? Mutter? Großeltern? Urgroßeltern?

DAS ULTIMATIVE WARUM

Beispiel: Meine Familie hat für mich Vorarbeit geleistet und einen Weg begonnen, der bei mir nicht zu Ende sein darf. Wir tragen das Licht weiter und müssen aktiv für eine bessere Welt leben. Wir müssen Humanität und Toleranz leben.

Noch ist aber die Sicht auf meine Identität unvollständig. Noch ist es für meine emotionale Welt nicht genug. Wer bin ich? Wer bin ich wirklich? Was sind meine größten Stärken? Was gibt mir Sicherheit?
Meine Wahre Identität! Ich bin:

WAHRE IDENTITÄT

Beispiel: intelligenter, vertrauenswürdiger Visionär; Künstler, der in Musik denken kann und dessen Stärke Lebensregie ist. Ich bin sensibel und magisch talentiert. Meine Kraft gebündelt kann durch nichts gestoppt werden.

Und was sind daher die Standards, nach denen ich mein Leben ausrichten werde? Benjamin Franklin beschreibt in seiner Autobiographie seine „Tugenden", wie er es nennt. Standards, die er jeden Tag bewusst trainierte. Derer er jeden Tag Eingedenk war, die ihn als Menschen wachsen ließen. Es waren die Tugenden, an denen er sich aufrichtete, die ihn leiteten, die ihm den Weg wiesen.

Auch ich kann mir solche „Tugenden" formulieren. Es sind die Eigenschaften, die für mich stehen sollen. So will ich sein. Diese Standards sollen meine drei Säulen zusammenführen. Es sind das meine Eigenschaften. Das bin ich:

TUGENDEN

Beispiel: humorvoll, ruhig, diszipliniert, magisch, spirituell, liebevoll, dankbar, intelligent, aufrichtig, vertrauenswürdig, positiv, cool

- 17 -

Ich war ganz vertieft in meine Arbeit. Wenn ich mir auch nicht immer ganz sicher war, ob ich wirklich den Unterschied zwischen magischen Wünschen und ‚Zielen', ‚Wünschen' oder ‚Absichten' umgesetzt hatte, gingen mir Lichter über Lichter auf. Alles konnte ich für mich bestimmen, und wenn ich dann dieses Gefühl von Sicherheit verspürte, dass das ja wirklich eine Beschreibung meines eigenen Ich war, fühlte ich mich großartig. Ich verstand auf einmal, warum meine eigene Selbstsicherheit die so wichtige Voraussetzung für eine Vorbildwirkung war. Kersten war dafür selbst das beste Beispiel. Er fühlte sich so sicher in seinem Weltbild, dass ich jeden Augenblick hoffte, eines Tages selbst diese Sicherheit zu erlangen. Und er verlangte nie, dass ich seine Meinung teilte. Diese Frage stellte sich einfach gar nicht.

Vielleicht war genau das der Punkt: Ich konnte selbst bestimmen, wann ich von seiner Ansicht überzeugt war. Ihm war es völlig egal. Das gab mir das Gefühl, meine Stimmung selbst beeinflussen zu können.
Fröhlich zu sein und diese Fröhlichkeit an die Enkelkinder weiterzugeben – ein bestechendes Konzept.

Kersten hatte mich mit meinen Gedanken allein gelassen. Jetzt kam er wieder zurück. Ein verschmitztes Lächeln lag auf seinem Gesicht.

„Warum, glaubst du, sind wir hier herauf gegangen."

Jetzt erst fiel mir auf, dass wir bereits viele Stunden unterwegs sein mussten. Die Sonne stand hoch am Himmel und vor uns lag eine große, dunkle Wiese, die sich zu einer leichten Anhöhe bis hin zum Horizont zog. Es war heiß, und die Luft stand still. Das einzige Geräusch, das man hörte, waren ein paar Grillen, die mit eigenen Megaphonen zu zirpen schienen. Aber der dominanteste, der stärkste Sinneseindruck dieses Platzes war der Geruch. Eine derartige Intensität und Vielfalt an Gerüchen hatte ich vorher noch nie wahrgenommen. Vielleicht lag es an der Hitze.

„Sie haben gesagt, ich werde hier Kräuter suchen."

„Das ist richtig!" schrie er und brach, wie schon so oft, in schallendes Lachen aus. In mir löste dieses Lachen jedoch ein seltsames Gefühl aus. Ich wusste auch nicht wieso.

„Dann, bitte sehr, such sie!" Sein Lachen wirkte ansteckend.

„Ich denke an die Kräuternudeln, haben Sie gesagt?"

„Denk, woran du willst!"

„Aber, ist nicht der Geschmack mein magischer Wunsch?"

„Die besten und tollsten magischen Wünsche nützen dir gar nichts, wenn du sie nicht richtig in die Tat umsetzt. Du hast natürlich Recht. Du kennst dein Ziel und weißt, wie wichtig es für dich ist. Jetzt musst du dir die Frage stellen: ‚Was kann ich jetzt tun, um meinem magischen Wunsch näher zu kommen?' Dabei wirst du natürlich nur Dinge auswählen, die du auch leisten kannst.
Vergiss einmal kurz die Kräuter, die sind später auch noch da.
Du hast doch zuvor ein paar magische Wünsche aufgeschrieben.

Was kannst du jetzt oder spätestens innerhalb der nächsten 24 Stunden tun, um deinem magischen Wunsch – deiner Ultimativen Vision – näher zu kommen?

Glaubst du, wird immer alles, was du tust, jede deiner Aktionen auf Anhieb funktionieren?"

Und bevor ich noch antworten konnte …

„Natürlich nicht, aber hier ist der nächste große Fehler, den die Menschen begehen. Sie achten nicht auf die Wirkung ihres Tuns. Sie bemerken nicht, ob ihre Taten sie ihren magischen Wünschen wirklich näher bringen. Sie wiederholen irgendetwas mehrmals, und wenn dann nicht der gewünschte Erfolg eintritt, geben sie auf. Ein fataler Fehler!
Es hat keinen Sinn, deine Fehler immer wieder und wieder zu wiederholen. Wie oft hast du schon gehört ‚Ich habe ihm das schon 100 Mal gesagt. Es hat gar keinen Sinn.'
Du solltest dir keine unterschiedlichen Ergebnisse erwarten, wenn du immer das Gleiche machst oder sagst. Gibst du in eine Speise immer die gleichen Zutaten hinein, wird diese Speise immer gleich schmecken. Wenn du nicht entweder die Zutaten oder zumindest die Menge veränderst, wird sich auch am Geschmack nichts verändern.

Du musst also wachsam sein und dir genau überlegen, was du mit deinem Handeln erreichen willst. Erreichst du nämlich nichts oder nicht das Gewünschte, musst du etwas an den Zutaten verändern. Du musst vielleicht etwas Anderes sagen, etwas Anderes tun, etwas Anderes unternehmen und wieder schauen, was du damit erreichst.

Hier ist also auch dein Durchhaltevermögen gefragt. Nur weil etwas ein paar Mal nicht funktioniert hat, heißt das noch lange nicht, dass es nicht das nächste Mal sehr wohl funktionieren kann, wenn du den entscheidenden Schritt gemacht haben wirst. Nichts hat auf Anhieb funktioniert. Oder glaubst du, die erste Glühlampe hat geleuchtet? Glaubst du das erste Telefon hat funktioniert? Ich kann dir sagen, da habe ich andere Dinge gehört.

Es käme dir ziemlich blödsinnig vor, wenn ich sagen würde: ‚Dein Kind hat jetzt oft genug probiert, Gehen zu erlernen, ich glaube es hat keinen Sinn mehr. Wir binden es ab jetzt an einen Sessel.' Wer so denkt, muss verrückt sein. Wir haben eben alle solange probieren können, bis wir gehen konnten.
Das ist dann auch die magische Formel: etwas solange probieren, bis man seinen magischen Wunsch realisiert hat.

Das heißt also, du zerlegst deine konkreten, magischen Wünsche in einzelne gehbare Teilschritte und setzt diese in die Tat um. Achtung, jetzt beobachtest du ganz genau, welche Ergebnisse du erhältst. Und wenn dir ein Ergebnis nicht passt, probierst du etwas Anderes. Und wenn du das nächste Ergebnis auch nicht magst, versuchst du wieder etwas Anderes. Und wenn dir das dann immer noch nicht zusagt, probierst du wieder etwas Anderes. Solange, bis du dort bist, wo du sein möchtest. Das ist das Geheimnis."

- 18 -

Ich blätterte ein paar Seiten in meinem KIVER-Buch zurück. Fehlte mir da nicht noch etwas? Ich las:
„Alles, was wir lernen, lernen wir, weil wir etwas lernen wollen …"

„Schon wieder so eine komische Behauptung. ALLES und LERNEN WOLLEN …"

„Ich behaupte ja nicht, dass wir dieses Wollen mit unserem Denken begreifen können; oft sind uns unsere Wünsche gar nicht bewusst. Aber selbst dann verspüren wir zumindest ein intuitives Bedürfnis. Wir können nur durch Nachahmung lernen, selbst wenn wir uns selbst und unser zufälliges Verhalten nachahmen. Aber diese Nachahmung wird immer freiwillig geschehen. Du ahmst nur nach, was du nachahmen willst."

„Wenn man mich zu etwas zwingt, folge ich vielleicht den Anweisungen, aber das geschieht doch dann nicht freiwillig!"

„Natürlich geschieht es freiwillig. Niemand und nichts kann Macht auf dich ausüben, wenn du es nicht zulässt."

„Das ist doch absurd. Wenn ich bei meinem Beispiel bleibe: Ich werde zum Fahrradfahren gezwungen. Wenn ich es nicht tue, werde ich bestraft. Was ist daran freiwillig?"

„Du könntest dich ja auch für die Strafe entscheiden. Also ist es deine Entscheidung, wenn du Fahrradfahren erlernst. Du kannst immer und überall tun und lassen, was du willst, wenn du bereit bist, mit den Konsequenzen deines Tuns zu leben. Du könntest zum Beispiel einfach nicht mehr deiner Arbeit nachgehen. Allerdings musst du dann mit den Konsequenzen leben, dass du vielleicht einer anderen Arbeit nachgehen musst oder sonst deine Rechnungen nicht bezahlen kannst. Aber du hast die freie Entscheidung. Du kannst stehlen oder nicht, beten oder nicht, singen oder nicht …", er schmunzelte,

„… immer entscheidest du, was du tun möchtest und mit welchen Konsequenzen du leben möchtest.

Aber ehrlich gestanden wollte ich darauf gar nicht hinaus. Vielmehr wollte ich dir die Bedeutung dessen aufzeigen, was ich magischer Wunsch nenne. Der magische Wunsch ist die stärkste Kraft, die es auf dieser Welt gibt. Er ist die Kraft, die hinter allem Tun, hinter jedem Gut und hinter jedem Böse steht. Ein magischer Wunsch erschafft deine Welt, dein Leben, deine Ängste und deine Geister. Alles, was du kannst oder gelernt hast, verdankst du einem magischen Wunsch."

Kersten spielte hier auf die Tatsache an, dass wir deshalb etwas in der Welt verändern können, weil wir uns die Welt jeden Augenblick neu erschaffen. „Die Welt ist in dir, nicht umgekehrt", hat er immer wieder gesagt. Dabei nannte er alles, was uns im weitesten Sinn Freude bereitet, „von Friedensgeistern beherrscht". Alles, was uns unangenehm ist oder im weitesten Sinn Schmerzen bereitet, wird demnach „von Kriegsgeistern beherrscht".

„Dein Leben beginnt mit so einem magischen Wunsch und es endet auch damit. Er ist es, der dich zu deinen Lehrern führt, die du nachahmen kannst. ‚Lernen' ist immer Nachahmung. Wenn du einmal einen magischen Wunsch gefasst hast, suchst du dir jemanden, der das bereits kann, was du können möchtest, und ahmst ihn nach. Zunächst natürlich unkontrolliert und äußerst ungenau, aber bald schon präziser, ahmst du deine Vorbilder nach.

Nimm zum Beispiel die Zeit, als dein Kind reden lernte. Zuerst sagte es vor allem gar nichts. Es hatte den magischen Wunsch noch nicht entwickelt. Das änderte sich allerdings schlagartig, sobald ihm das ausschließliche Wahrnehmen zu langweilig geworden war.
Es versuchte, irgendwie mit seiner Umwelt in Verbindung zu treten, aber die bösen Erwachsenen verstanden nicht, was es meinte. Zumindest nicht immer.

Dies hat die Spannung und damit den magischen Wunsch erwirkt. Irgendwie musste es ihm gelingen, da draußen im Leben mitzuspielen. Und ziemlich sicher ist ihm dieser magische Wunsch gar nicht bewusst. Und wenn doch, sicherlich nicht die ganze Zeit. Aber er ist da und bestimmt daher den weiteren Entwicklungsverlauf.

Dein Kind begann seine sprechende Umgebung nachzuahmen und prabbelt und plappert, sooft es dafür Zeit erübrigen kann. Alles, was es hörte, war also Vorbild. Mit der Zeit wird das, was es plappert, dem, was die Umgebung plappert, immer ähnlicher.

Das heißt, niemand hat dein Kind gezwungen – das hätte auch überhaupt nichts genützt – aber der magische Wunsch hat dein Kind sprechen lernen lassen.
Und das einzige, was du tun konntest, war ein gutes Vorbild zu sein. Du hast vielleicht, wenn du dich mit deinem Kind beschäftigt hast, ein wenig langsamer gesprochen. Vielleicht hast du deutlicher gesprochen, weniger Schimpfwörter verwendet, ja, und dann hast du natürlich großen Wert darauf gelegt, dass es möglichst bald das Wort ‚Papa' sagen kann. Das hast du ihm eine Million Mal vorgesagt.

Ein Punkt ist mir dabei besonders wichtig: Dein Kind wollte nie sprechen um des Sprechens willen, sondern es wollte mit den anderen in Verbindung treten können. Es erschien ihm erstrebenswert, sich seiner Umwelt gegenüber ausdrücken zu können. Das war sein magischer Wunsch. Dieser hat es durchhalten lassen, auch wenn es Fehlschläge einstecken musste.
Und es hat auch deshalb durchgehalten, weil ihm tief drinnen eine Stimme gesagt hat, dass es unglaublich viel Spaß macht, mitreden zu können. Für jedes ‚richtige' Wort wurde es ja durch freundliche Gesichter und lustiges Verhalten der Erwachsenen belohnt. Niemals sind Menschen fröhlicher, als wenn ihre Kinder sprechen erlernen.

Und es lernte nur von dir, was es von dir lernen wollte. Vielleicht waren zum Beispiel manche Worte von den Geschwistern, Freunden oder Kameraden lustiger. Da war es ihm dann egal, dass du nicht wolltest, dass es diese verwendet. Es hat sie gelernt, weil sein magischer Wunsch ihm sagte: ‚Wenn du diese Worte erlernst, kannst du dich auch mit den anderen unterhalten …'"

Kersten hatte sich unter einer Föhre ausgestreckt. Es schien ihm völlig egal zu sein, dass es immer noch leicht nieselte. Er sprach jetzt mit geschlossenen Augen weiter.

„Nun lernte aber dein Kind nicht nur sprechen. Alles, was dein Kind kann, will, tut, nicht tut, auch wie es sich verhält, hat es auf diese Weise von seinen Vorbildern oder Bezugspersonen durch Nachahmung erlernt. Dabei ist auch klar, dass es als kleines Baby – da hatte es noch weniger Bezugspersonen – mehr Sachen von den Eltern und diese leichter übernommen hat. Denn vergiss nicht, auch deine magischen Wünsche hat es von dir. Du hast es gar nicht gemerkt. Aber alle deine Ängste, Zweifel, Träume, also alles, was dir in dieser Zeit wichtig war, hast du deinem Kind vorgelebt und dein Kind hat es aufgenommen.

Alles, was dir lästig war, wurde für deine Umwelt lästig. Alles, was dir gefährlich war, wurde für deine Umwelt gefährlich. Alles, was du widerwillig erledigt hast, war fortan für deine Umwelt widerwillig zu erledigen. Magische Wünsche kennen keine Generationsgrenzen. Sie bestimmen dein Verhalten, das deiner Umwelt, deiner Kinder und das deiner Kindeskinder. Um sie zu verändern, musst du – und ich weiß, das klingt verrückt – …",

er blickte kurz auf und vergewisserte sich, dass ich noch zuhörte,

„… sie unbedingt verändern wollen, also einen magischen Wunsch entwickeln. Und zwar musst du sie an dir selbst verändern und sie deiner Umwelt vorleben. Wenn du versuchst, sie an deiner Umwelt zu verändern, ohne sie selbst zu leben, wird dich deine Umwelt durchschauen und den magischen Wunsch entwickeln, deinem Einfluss zu entkommen. Finde heraus, was du selbst wünschst, und vergleiche es mit den magischen Wünschen der Personen, die dich dauernd auf Trab halten."

„Und wie kann ich meine eigenen magischen Wünsche herausfinden?"

Ich zögerte noch, dieses Wort als selbstverständlich zu verwenden.

„Sie stehen hinter allem, was du tust. Also frage dich, was dir an deiner Welt so wichtig ist. Was machst du gerade?"

Diesmal schaute er nicht auf.

„Ich mache mir Notizen."

„Was ist dir am Notizen-Machen das Wichtigste?"

„Dass ich mich später auskenne und mich an Ihre Worte erinnere."

„Was ist dir daran das Wichtigste?"

„Dass ich Ihre Worte weitergeben kann."

„Und daran, was ist dir daran das Wichtigste?"

„Dass ich etwas verändern kann."

„Und was ist daran das Wichtigste?"

„Dass es den Personen, die zu mir um Rat kommen, besser geht."

„Und was ist daran das Wichtigste?"

„Dass wir alle mehr Freude haben."

„Und daran ist dir was das Wichtigste?"

„… äh, ich glaube Freude ist mir das Wichtigste."

„Schön, dann ist dein magischer Wunsch der, der hinter deinen Notizen steht, ‚Freude'. So einfach ist das.

Das machst du jetzt mit so vielen Tätigkeiten, wie du willst. Oft wirst du auf gleiche magische Wünsche stoßen, manches Mal auf verschiedene. Du wirst in jedem Fall überrascht sein, welche Wünsche wirklich hinter deinem Verhalten stehen.
Also zuerst ein paar Dinge, Tätigkeiten oder Verhaltensweisen aufschreiben, die in deinem Leben eine Rolle spielen, und dann die dazugehörenden magischen Wünsche finden. Das Ergebnis stellst du dann den magischen Wünschen – zum Beispiel – deiner Kinder gegenüber.
Ich schätze, du hast wieder einmal eine Beschäftigung."

Er lachte laut, stand auf und ging einfach fort.

Da saß ich nun und nahm mir vor, diese Übung gewissenhaft zu erledigen. Zuerst also sollte ich Dinge, Tätigkeiten und Verhaltensweisen notieren, die für mich typisch wären. Ich schrieb:

Inszenieren; Beziehung; Musik; Kinder; Entspannung; Natur; Haus; Schlafen; Auto fahren;

Und jetzt zum nächsten Schritt:
Ich begann also mit ‚Inszenieren'. Was ist mir daran das Wichtigste?
Das Wichtigste am Inszenieren … sind mir zwei Sachen.
1. das Finanzielle
2. Ich möchte das Leben anderer Menschen verbessern.
Also das ‚Finanzielle', was ist mir daran das Wichtigste? Es stellt meinen Wert dar. Was ist mir daran das Wichtigste? Einen Unterschied machen. Und daran? Freude. Und daran? Ich glaube, ‚Freude' bleibt.

Jetzt aber zum Leben anderer Menschen – was ist mir daran das Wichtigste? Dass ich einen Weg finde, der mehr ‚Spaß' macht. Und daran? ‚Spaß' und ‚Freude' bleiben, aber es hat auch etwas mit ‚Vertrauen' zu tun. Was ist das Wichtigste am ‚Vertrauen'. ‚Vertrauen' ist hier das Wichtigste.

Meine magischen Wünsche hinter meinem Job sind also ‚Vertrauen' und ‚Freude /Spaß'.

Ich war jetzt so richtig in meine Tätigkeit vertieft und ging gleich zum nächsten Punkt über: ‚Beziehung'
Das Wichtigste an einer Beziehung ist mir, dass man mit einem Menschen alles besprechen und erleben kann. Daran das Wichtigste? Dass man keine Vorbehalte haben muss und darauf vertrauen kann, dass der andere einen zu verstehen versucht. Was ist mir daran das Wichtigste? Das Vertrauen. Also schon wieder ‚Vertrauen'.
Die Übung begann mir Spaß zu machen …

Welche magischen Wünsche stehen hinter deinen Dingen, Tätigkeiten und Verhaltensweisen?

- 19 -

Ich teilte diese Tatsache sofort Kersten mit, der gerade eine unförmige, alte Holzkiste aus der Hütte schleppte. Er hatte sich umgezogen – offensichtlich waren seine durchnässten Kleider doch auch für ihn nicht so richtig bequem. Er trug jetzt ein Hemd, das bunt kariert gewesen sein musste, als es noch in irgendeinem Geschäft darauf wartete, endlich einen Besitzer zu finden. Es war am Kragen geöffnet, der oberste Knopf fehlte, ein weiterer hing lose an einem Faden, was ihn nicht weiter zu kümmern schien. Die Ärmel hatte er aufgekrempelt. Das machte er bereits bei Temperaturen, die mich ohne warme Jacke frieren ließen. Seine kräftigen, muskulösen Arme kamen zum Vorschein. Nur die etwas schlaffe, runzelige Haut seiner Hände verriet die Tatsache, dass er nicht mehr der Jüngste sein konnte. Die Hände waren groß und stark, ebenso dunkel gebräunt wie sein Gesicht, mit dunklen kurzen Härchen auf dem Handrücken. Im Gegensatz dazu erschien die Handfläche fast weiß. An den Fingerkuppen war die Haut hart und rau und zwischen Ring- und Mittelfinger seiner rechten Hand verlief eine Narbe halbkreisförmig bis zum Ansatz des Daumens.

„Du schaust mich an, als ob dir ein Licht aufgegangen wäre."

Ich zeigte ihm meine Ergebnisse.

„Betrachte einmal deine magischen Wünsche genau. Sie sind dein Regulativ auf dieser Welt. Es sind deine Wertvorstellungen. Sie sagen dir, ob du dein Leben richtig lebst. Bist du in einer Situation, die gegen auch nur einen einzigen deiner magischen Wünsche verstößt, wird sich genau dieser zur Wehr setzen. Dein magischer Wunsch sabotiert die Situation, weil sie ja einen Konflikt mit deiner inneren Überzeugung darstellt.

„Moment, ich dachte, diese Wünsche sind da, um mir zu helfen und nicht, um mich zu sabotieren."

„Vollkommen richtig. Aber du gehst intuitiv lieber einen Konflikt mit deiner Umwelt ein als mit deinen eigenen Wertvorstellungen. Und das kann sich dann manchmal recht unangenehm auswirken. Wenn du zum Beispiel in einer Umgebung arbeiten musst, in der du niemandem vertraust – ‚Vertrauen' ist aber ein magischer Wunsch von dir und MUSS erfüllt werden – wird sich alles in dir sträuben, in dieser Umgebung zu arbeiten. Du wirst deine Tätigkeit an diesem Arbeitsplatz sabotieren. Jetzt ist es natürlich Auffassungssache, was für dich schlimmer ist: etwas zu tun, was gegen deine

Überzeugungen ist oder etwas nicht tun zu können, was gegen deine Überzeugungen ist.
Faktum ist jedenfalls, dass du keine Beziehung, keinen Job und keine Tätigkeit ausüben kannst, wenn diese gegen deine magischen Wünsche verstoßen.
Möglicherweise hast du damit sogar einen dauerhaften Quell des inneren Unfriedens. Wenn sich nämlich, wie es bei dir der Fall ist, zwei magische Wünsche widersprechen, kämpfen diese beiden gegeneinander und sabotieren sich gegenseitig."

„Und was widerspricht sich bei mir?"

„Du hast sowohl ‚Sicherheit' als auch ‚Abenteuer' in deiner Liste. ‚Abenteuer' lässt dich immer neue Dinge versuchen. Du beginnst deinem ‚Alltag' zu entfliehen. Und dann kommt der Zeitpunkt, wo du alle Kräfte auf diese Herausforderung richten müsstest, um darin erfolgreich zu sein. Doch da meldet sich auf einmal die ‚Sicherheit' und flüstert dir alle gefährlichen Risiken ins Ohr. Also gut, denkst du, vielleicht lassen wir das dann lieber. Du brichst dein ‚Abenteuer' ab – und bist bald darauf frustriert, weil du in deinem ‚Alltag' gefangen bist. Egal, wie du dich da entscheidest, Frustration bleibt über, weil deine magischen Wünsche nicht in die gleiche Richtung ziehen.
Diese Frustration lebst du deiner Umgebung vor und diese übernimmt von dir, dass dein Leben voll von unerfüllten Träumen steckt.

Ich war wieder einmal in Gedanken versunken. „Wie soll ich mich also verhalten?"

„Du musst diesen Widerspruch für dich lösen! Der erste Schritt ist natürlich, dass du solche gegensätzlichen magischen Wünsche identifizierst.

Frage dich, welche deiner magischen Wünsche sich widersprechen und warum. Halte das schriftlich fest:

Als nächstes frage dich, welcher magische Wunsch in diesen Paaren für dich der wichtigere ist. Schreibe ihn extra auf. Lasse es dabei zu einem inneren Kampf kommen und küre einen Sieger."

„Wie soll ich das machen?"

„Finde Situationen, wo beide magischen Wünsche wirken würden. Ein Beispiel wäre vielleicht ein Jobangebot, das zwar finanziell und inhaltlich sehr interessant wäre (=Abenteuer), das aber verlangen würde, dass du deinen ‚sicheren' Job aufgibst. Wie würdest du dich entscheiden?

Das Ergebnis schreibst du für jedes Widerspruchpaar nieder.

Meine magischen Sieger-Wünsche sind

Als nächstes musst du dich entscheiden, dass du von nun an auf diesen Widerspruch verzichten wirst. Du bevorzugst ganz bewusst den magischen Wunsch, den du gerade ausgewählt hast. Das ist eine unglaublich wichtige Entscheidung. Schließe mit dir einen Vertrag, indem du dir garantierst, dass du, zu deinem eigenen Besten, in Zukunft den Konflikt zwischen deinen magischen Wünschen bedenken wirst und herausfinden musst, welcher der beiden der ist, der dich, auf lange Sicht gesehen, zufriedener machen wird. Mache dir bewusst, welche Nachteile du in deinem Leben wegen dieses Konflikts hinnehmen musstest und welche Vorteile ein Ausschalten dieses Konflikts bringen wird.

Jetzt fehlt noch ein letzter kleiner Schritt: Du musst in die Liste deiner magischen Wünsche eine Reihenfolge bringen. Das heißt, jeder spielt gegen jeden. Du fragst dich, welcher deiner magischen Wünsche im Zweifelsfall der wichtigere wäre. Keine Angst, natürlich ist jeder wichtig, aber wir müssen sie in eine Reihenfolge bringen, die deinen Prioritäten entspricht.

Wann immer du eine Entscheidung triffst, befragst du unbewusst deine magischen Wünsche. Und dabei spielt jetzt deine Hierachie, also deine Reihung eine wichtige Rolle. Würde etwas gegen eine Nummer Eins oder Nummer Zwei auf deiner Liste verstoßen, würdest du überhaupt nicht daran denken, eine solche Entscheidung positiv ausfallen zu lassen. Verstößt etwas gegen eine höhere Nummer, kannst du, zumindest für einige Zeit damit leben. Je später die Reihung, desto länger kannst du mit einem Verstoß leben.

Ein Beispiel wird dir diese Geschichte veranschaulichen: Nehmen wir an, du findest es gesundheitsgefährdend in der Stadt XY zu leben. Steht ‚Gesundheit' ganz oben auf deiner Liste (also Nummer 1 oder 2) würdest du nicht einmal im Traum daran denken, nach XY zu übersiedeln. Steht ‚Gesundheit' vielleicht erst auf Position 7 deiner Liste, würdest du möglicherweise nach XY ziehen. Ja, du hieltest es wahrscheinlich sogar einige Zeit in XY ganz gut aus. Da aber ‚Gesundheit' ein magischer Wunsch von dir ist, aber in XY zu leben deiner Ansicht nach diese Gesundheit gefährdet, wirst du nach einer gewissen Zeit diese Stadt unbedingt verlassen wollen.

Du kannst also der Wirkung deiner magischen Wünsche nicht entkommen, allerdings gibt dir die Kenntnis der Hierarchie deiner magischen Wünsche einen gewissen Handlungsspielraum.

Bringe jetzt deine magischen Wünsche in eine Reihenfolge, die sie nach Wichtigkeiten für dich ordnet. Entscheide dich immer eindeutig. Dein Unbewusstes würde sich auch eindeutig entscheiden, selbst wenn du glaubst, manche magischen Wünsche wären für dich gleich:

MAGISCHE WÜNSCHE – WERTVORSTELLUNGEN

Beispiel: 1. Positiv
        2. Gesundheit
        3. Freude, Spaß, Lachen
        4. Gelassenheit
        5. Liebe, Nähe, Wärme
        6. Intelligenz
        7. Ästhetik

1.
2.
3.
4.
5.
6.
7.
8.
9.
10.

- 20 -

„Glaubst du immer noch, du wärst zum Vergnügen hierher gekommen?"
„Eigentlich schon."
„Dann ist es in Ordnung. Wenn es dir nämlich keine ‚Freude' machen würde, könntest du hier nichts lernen. Es wäre gegen deinen magischen Wunsch.
Du siehst also, dass du selbst die Steuerung über die magischen Wünsche deiner Umgebung in der Hand hast. Hast du Ärger mit einer Person, hat sicher ein magischer Wunsch daran Schuld.
Niemand ist z. B. ‚faul'. Man hat nur impotente magische Wünsche!
Unter gar keinen Umständen kannst du das Fehlen von magischen Wünschen durch Druck, Zwang oder Selbstdisziplinierung ausgleichen. Das hat bisher nicht funktioniert und das wird auch nicht funktionieren. Wenn du loslässt und deine magischen Wünsche fließen lässt, geschieht alles von selbst. Du bist dann auch für andere ein leidenschaftliches Vorbild.

Und ein Vorbild bist du in jedem Fall. Ein Vorbild für deine Umgebung, für deine Kollegen oder Kolleginnen, Freunde, Kinder ...
Apropos Kinder, hier siehst du am deutlichsten, wie alles, was ich dir gerade gesagt habe zwingend funktionieren muss!

Die größte Lüge ist zum Beispiel die der Erziehung. Erziehung gibt es nicht, genauso wenig wie es Lehrer gibt. Ja, schau nicht so verdutzt. Wenn du nämlich die Geschichte mit dem magischen Wunsch verstanden hast, wirst du erkennen, dass es nur mehr Lernen gibt. Alles ist dann Lernen und es gibt diejenigen, die lernen und diejenigen, die beim Lernen behilflich sind.
Beim Erziehen ist es dasselbe: Wenn du willst, dass deine Kinder etwas tun, wovon du überzeugt bist, definiere deinen eigenen magischen Wunsch dahinter und schicke ihn durch dein Kind zu deinen Enkelkindern ... Aber das gilt natürlich nicht nur für die Kinder. Das gilt für alle Menschen, mit denen du zu tun hast."

„Stop! Stop! Was soll das heißen? Das geht mir jetzt viel zu schnell."

„Na schau, alles, was du einem Menschen vorlebst, ich meine wirklich alles – deine Launen, deine positiven und deine negativen Seiten – haben einen Einfluss auf das Verhalten dieser Person. Dein Verhalten bestimmt also, wie zum Beispiel dein Kind eines Tages seine eigenen Kinder beachten, behandeln und betreuen wird. Wenn du dir dieser Tatsache bewusst bist, während du dich gerade über dein Kind ärgerst, wirst du viel klarer, ruhiger und vorbildhafter zu deinem Kind sein. Du willst ja nicht, dass es später einmal seine Kinder auch anpfaucht oder gar schlägt?

Hier haben wir eines der Geheimnisse des Lebens: Schicke deine magischen Wünsche zu deinen Enkeln und deine Kinder werden die fröhlichen Postboten sein."

„Es tut mir leid, aber mir erscheint diese letzte Geschichte noch immer etwas absurd!"

„Ist mir auch egal. Weil selbst wenn du sie nicht glaubst, praktizierst du sie! Du schickst in jedem Fall dein Verhalten an deine Enkelkinder. Und wenn du dein Leben von irgendwelchen üblen Launen bestimmen lässt, schickst du eben Ängste, Ärger oder Machtlosigkeit durch deine Kinder auf den Weg zu deren Kindern. Denn selbst wenn diese deine Fehler ausgleichen wollen, bleiben ihre Aktionen Reaktionen auf dein Verhalten. Deshalb darf dein Verhalten nicht auf deine Kinder gerichtet sein, sondern muss das Erfüllen deiner magischen Wünsche zum Inhalt haben.

Da fällt mir doch wirklich eine Geschichte dazu ein. Ich glaube es ist eine Aesop Fabel:

‚Die Sonne und der Nordwind stritten sich einst, wer von ihnen stärker sei.
Sie beschlossen eine Probe ihrer Kraft zu machen. Jeder von ihnen wollte versuchen, einem Wandersmann auf der Straße den Mantel vom Leibe zu ziehen.
Der Nordwind begann. Mit aller Kraft stürzte er sich auf den Wanderer und wilder und immer wilder zerrte und zog er an ihm. Aber je grimmiger er blies, um so fester hüllte der Mann sich in seinen Mantel und endlich musste der Nordwind sein vergebliches Rasen einstellen.
Die Sonne hatte lächelnd zugesehen. Nun lächelte sie wärmer und wärmer und nicht lange dauerte es, da öffnete der Wanderer seinen Mantel und zuletzt zog er ihn aus. Die Sonne hatte gesiegt.'

Der magische Wunsch des Nordwindes endete also offensichtlich beim Wandersmann. Er übte Druck auf ihn aus, weil er ihn erziehen wollte – er wusste ja nicht, dass das gar nicht geht. Er musste scheitern. Die Sonne tat das, was sie immer machte: Sie lächelte. Und selbst, wenn sie am Wandersmann gescheitert wäre, hätte sie selbst Spaß am Lächeln gehabt. Aber du scheiterst nicht, wenn du das tust, was dir wirklich Freude macht. Ich schlage vor, du setzt dich auf deine Spielwiese, deine Bühne oder Familie oder in ein wichtiges Meeting und lernst die hohe Kunst mit magischen Wünschen umzugehen."

Er nickte zufrieden. Für den Moment war das Thema abgeschlossen. Er machte sich an seiner alten Kiste zu schaffen. Abenteuerlich, wie er da mit einem Messer, einem alten Hirschfänger mit Horngriff den Deckel bearbeitete.
Ich hätte noch einige Fragen gehabt, aber offensichtlich hatte Kersten ja vor, auf dieses Thema noch ausführlicher einzugehen.

- 21 -

Die Welt ist also in dir und alles, was du wahrnimmst, bist du selbst. Es sind deine Geister und diese Geister sagen dir, was für dich real ist. Und deine einzige Aufgabe auf dieser Welt ist es also, Kriegsgeistern aus dem Weg zu gehen und dich mit Friedensgeistern zu verbünden.

So haben wir Menschen ein eigenes Glaubenssystem entwickelt, das uns hilft, mit diesen Geisterfamilien umzugehen. Es wäre nämlich äußerst zeit- und kraftraubend, wenn wir unentwegt jede Geistererscheinung neu bewerten müssten. Daher lehrt uns die Erfahrung, was und wie all diese Geister sind.

Egal was uns unsere Erfahrung aber sagt, es sind Geister, das dürfen wir nie vergessen. Daher ist unsere Erfahrung keine absolute Wirklichkeit, sondern es sind Kredos, Geisterglaubensysteme.

Und jeder Geist, unabhängig ob er ein Kriegs- oder ein Friedensgeist ist, hat in unserem Weltbild eine ganz bestimmte Position. Wir glauben zu wissen, wie diese Geister sind und wie wir uns verhalten sollen, wenn wir mit einem solchen Geist zusammentreffen. Alle diese Geister-Kredos ordnen uns die Welt nach unseren Vorstellungen und weisen uns selbst innerhalb dieser Vorstellung einen Platz zu.

Die Kredos beziehen sich entweder

auf die Welt außerhalb von uns und erklären sie uns – diese Erkenntnisse sind für uns das, was wir ‚WAHRHEITEN' nennen, wie z. B.:

‚Frauen haben es im Berufsleben schwerer.',
‚Viel Regen bringt eine gute Ernte.',
‚China ist eine aufstrebende Großmacht.',
‚Laute Musik zerstört die Jugend' –

oder sie beziehen sich auf uns selbst, unsere Position und unseren Stellenwert:

‚Ich bin zu alt',
‚Ich bin zu jung.',
‚Ich bin schnell.',
‚Ich bin gescheit.'
‚Ich bin ein lustiger Mensch.'
‚Ich bin kein guter Verhandler.' usw.

Deine Kredos sagen dir also, was du kannst, und was du nicht kannst, wo deine Stärken und wo deine Schwächen liegen, welche Systeme mächtig und welche nur jämmerlich sind.

Aber es sind Kredos, die sich eben nur auf Geister beziehen, und damit existieren sie nur in deinem Kopf. Das vermindert aber keineswegs ihre Wirkung. Wenn du heute ein gläubiger Mensch bist, wirst du von der Kraft und der Macht deines Glaubens hundertprozentig überzeugt sein. Wenn du dich für stark hältst, wird dir dieses Kredo die Stärke geben, die du benötigst. Und wenn du dich für musikalisch hältst, wird dir genau dieses Kredo die musikalische Inspiration garantieren.

Und tatsächlich sind deine Kredos so stark, dass sie für dich realer sind als alles, was um dich geschieht. Ja sogar dein Wille hat keine Chance! Wenn dein Wille gegen ein Kredo kämpft, wird immer das Kredo gewinnen. Wenn du also etwas in deinem Leben verändern möchtest, musst du deine Kredos verändern, sonst wird die Veränderung nicht von Dauer sein. Der Punkt hier ist nämlich, dass du deine Kredos ab einem bestimmten Zeitpunkt gar nicht mehr hinterfragst. Du bist dir möglicherweise ihrer nicht einmal mehr bewusst. Sie sind einfach da und wirken sich auf deine Sicht der Dinge aus.

Oft zu deinem Vorteil und oft zu deinem Nachteil:

Zu deinem Vorteil wird es dann sein, wenn dir deine Kredos Kraft geben. Wenn du also dieses Gefühl der absoluten Sicherheit hast, dass du mutig bist, vielleicht sportlich, schnell, intelligent, fröhlich usw. Du kannst diese Kredos ohne weiters Kraft-Kredos nennen, da sie dich mit unglaublichen Kräften ausstatten können.

Zu deinem Nachteil werden sie sein, wenn sie dich einschränken und sie dir schon vorher sagen, dass du keine Chance hast, dass du verlieren wirst, dass du zu jung, zu alt, zu feige, zu schüchtern bist, dass du schwächer bist als andere. Solche Kredos kannst du einschränkende Kredos nennen.

Die Kredos bestimmen also, wie du deine Herausforderungen des Lebens annimmst. Wie du an die Lösungen der Herausforderungen herangehst. Und du weißt durch sie schon vorher, ob du diese Herausforderung meistern wirst oder ob du an ihr scheitern wirst.

Auch die Gesellschaft hat ihre Kredos.

‚Morgenstund hat Gold im Mund.‘,
‚Was Hänschen nicht lernt, lernt Hans nimmermehr.‘,
‚Wer den Groschen nicht ehrt, ist den Euro nicht wert.‘,
‚Ohne Fleiß kein Preis.‘,
‚Der Klügere gibt nach.‘

All das sind Kredos, die dir in deiner ganz persönlichen Welt, wenn du an sie glaubst, Kraft geben oder Kraft nehmen. Und ich sage hier nicht, dass Kredos gut oder schlecht, dass sie richtig oder falsch sind. Ich sage nur, dass Kraft-Kredos für dich persönlich positiv sind und einschränkende Kredos für dich persönlich hinderlich sind. Deine Aufgabe wird es also sein, deine einschränkenden Kredos aufzuspüren und in Kraft-Kredos umzuwandeln.

Nimm dir also ein paar Minuten Zeit und denke über deine eigenen Kredos nach. Unabhängig davon, ob deine Kredos für alle Menschen gelten oder nicht. Überlege dir, welche Kredos deinen Lebensweg begrenzen, dir Kraft entziehen und finde auch heraus, welche Kredos dir in deinem persönlichen Leben Kraft geben:

Meine 5 Kraft-Kredos

1.

2.

3.

4.

5.

Meine 5 einschränkenden Kredos

1.

2.

3.

4.

5.

Du siehst, diese deine Kredos lauern in dir auf ihre Gelegenheit zuzuschlagen. Sie sagen dir, was du kannst und wo deine Grenzen liegen. Worin du Erfolg haben wirst und wo du fehlschlagen wirst. Und wie machen sie das?

Sie erklären dir, ob du es mit einem Kriegsgeist oder mit einem Friedensgeist zu tun hast, ob eine Situation, Person oder Sache vom Kriegsgeist oder vom Friedensgeist beherrscht wird. Und in der entsprechenden Umgebung tritt dann automatisch genau das Gefühl zutage, das dir die Bedeutung einer bestimmten Herausforderung erklärt.

Du weißt dann, wie du dich momentan fühlen sollst, mit welchem Geist du es zu tun hast. Mit Hilfe deiner Kredos schaffst du also deine Geisterwelt. Und du stattest deine Geister mit all jenen Eigenschaften aus, die deine Kredos für wahr annehmen."

- 22 -

„Weißt du noch, warum du ursprünglich deine Suche begonnen hast?"
Natürlich wusste ich das noch allzu gut.
„Stress, Überlastung, Ziellosigkeit, Leere, Burn-Out, Unruhe, …"

„Schau dir diese Punkte an und bestimme die Geister, die die einzelnen Ausdrücke beherrschen. Vielleicht erinnerst du dich an bestimmte Erlebnisse, die du mit dem jeweilgen Wort in Verbindung bringst. Horch in dich hinein, was du bei diesen Gedanken fühlst und frage dich, ob dich die Erinnerung schlussendlich weiter gebracht hat oder ob du aus heutiger Sicht blockiert wurdest.

Also z. B. ‚Stress', da könntest du doch an eine fabelhafte Vision von guter Planung und ruhiger und entspannter Arbeitsweise mit lauter fröhlichen Gesichtern denken – da steckt dann schon irgendwo ein Friedensgeist.

Oder aber, du denkst bei ‚Stress' an ungeordnete, unkontrollierbare Tätigkeiten, die gleichzeitig auf dich einstürzen, auf die du keinerlei Einfluss hast und die deine konstruktiven Gedanken total lahm legen. Dann ist dieser Ausdruck von einem Kriegsgeist beherrscht.

Schreib dir nochmals deine Herausforderungen auf. Die Gründe, warum du das Geheimnis des KIVER suchst. Wo sind deine ‚wunden Punkte'. Welche Emotionen verbindest du mit ihnen?"

Wenn du dir deine Liste betrachtest, wirst du deutlich erkennen, warum du dich so fühlen musst. Gehören nämlich ein oder mehr Ausdrücke zu deinen Kriegsgeistern, so ist es dir gar nicht möglich, dich wirklich wohl zu fühlen, weil du ja von deinen Kriegsgeistern immer davonlaufen wirst.

Ganz tief drinnen, sagt dir also dein Gefühl, dass du z. B. vor deinem Job davonlaufen sollst. Was kannst du also tun?"

Und wie er mich dabei ansah! Wieder einmal hatte er es geschafft, dass ich mich wie ein kleiner Schulbub fühle. Aber da redete er schon weiter.

„Richtig, du musst die Friedensgeister rufen. Wird ein Ausdruck wie zum Beispiel ‚dauernde Müdigkeit' von einem Kriegsgeist beherrscht, musst du die richtigen Fragen stellen.

Du musst deinen inneren Dialog in die richtige Richtung lenken. Frage dich: ‚Was kann großartig daran sein, dauernd müde zu sein? Warum kann dieses Faktum für deinen Tag wertvoll sein?'

Und wenn dir nicht gleich etwas einfällt, gib nicht auf, halte durch, bleib dran. ‚Was ist großartig an dieser Situation?' Wenn dir wirklich nach aufrichtigem Nachdenken nichts einfällt, frage dich z. B.: ‚Was könnte großartig sein?' Wenn du aufrichtig Friedensgeister rufst, werden sie kommen."

„Das Beispiel ist ja gar nicht schlecht. Was kann wirklich daran großartig sein, ständig müde herum zu hängen?"

„Sei etwas kreativ! Wenn du wirklich andauernd zuwenig Energie hast, dann läuft irgend etwas in deinem Leben ganz falsch.
Vielleicht ernährst du dich falsch, vielleicht bewegst du dich zu wenig. Kann sein, dass du zu schwer bist oder du hast einen falschen Schlafrhythmus. Möglicherweise bewegst du dich auch total falsch oder hast total lausige Visionen … Wenn dir deine Müdigkeit so richtig auf den Wecker geht, dann ist das ein totaler Grund zum Feiern! Das bedeutet, es reicht dir!
Und wenn du dann so richtig genug hast, dann kannst du dich aufraffen und etwas an deiner Situation verändern. Du kannst zum Beispiel ein erstrebenswertes Ergebnis konkretisieren. Dann mache es für deine Geisterwelt, also für deine Emotionen so interessant, indem du dein Ergebnis mit einem mächtigen ‚Warum' intensivierst. Jetzt kannst du diesen magischen Wunsch verwirklichen! KIVER heißt das Zauberwort.
Dank deiner Dauermüdigkeit hast du dein Leben so richtig verbessert.

Theoretisch kann natürlich auch ein einschränkendes Kredo die Ursache für so manche deiner Kriegsgeister sein. Vielleicht hast Du solch einschränkenden Kredos von anderen Menschen, Kollegen, Freunden oder Verwandten übernommen. Ja, das ist eine gute Idee. Nimm dieses Buch und mach die Übung jetzt schriftlich.

Ich werde dir jetzt nämlich zeigen, wie du einschränkende Kredos in Kraft-Kredos umwandelst."

So, jetzt hatte er mich soweit. Ich war in Gedanken in einem stressigen Meeting. Ein ungutes Gefühl machte sich breit. Er würde natürlich einfach dieses Gefühl den Kriegsgeistern zuschreiben.

In diesem Fall könnte ich vielleicht mein Gefühl verändern ...
‚Was ist großartig an meiner Situation?' fragte ich mich, genauso wie ich es gelernt hatte. ‚Nichts ist großartig!' – zumindest scheint es mir im Moment so. Ich verbringe gerade meine freie Zeit damit, Übungen durchzuführen, von deren endgültigem Nutzen ich gar nicht überzeugt sein dürfte.

Nein, ich möchte dran bleiben: ‚Was ist großartig in der momentanen Situation?' Ja, meine Kollegen sind hier bei mir, jetzt in meiner Vorstellung und die Umgebung ist wirklich herrlich. Ich atme frische Waldviertler Luft, ja, das ist großartig. Aber dazu brauche ich Kersten nicht.
Also formuliere ich die Frage anders:

‚Wie kann diese Übung mein Leben positiv verändern?'

Mein Leben positiv verändern? Na ja, wenn es stimmt, dass meine Kredos ihre eigene Realität erschaffen, und ich lernen würde, einschränkende Kredos in Kraft-Kredos zu verwandeln, dann verändert diese Lecture sicher mein Leben!

Kaum hatte ich diesen Gedanken zu Ende gedacht, geschah für mich ein kleines Wunder. Plötzlich erwachte in mir die Neugier und aller Missmut und Zweifel waren auf einen Schlag verflogen. Das ist ja unerhört! Eine einzige Frage, die ich mir noch dazu selbst stelle, und die gesamte vorherrschende Stimmung verwandelte sich! Ich war beeindruckt.

„Was soll ich also aufschreiben?"

„Sachte, sachte. Nimm dir Zeit und nicht das Leben! Beantworte mir zuerst folgende Frage:

‚Was genau muss geschehen, damit du dich so richtig gut fühlst?'"

„Keine Ahnung, vielleicht muss ein Wunsch in Erfüllung gehen."

„Ein Wunsch muss also in Erfüllung gehen! Dazu musst du dir aber vorher einen Plan zum Erreichen des Wunsches gemacht haben."

„Natürlich! Ich mach mir einen Plan, dieser geht in Erfüllung, und dann fühl ich mich wohl."

„Und was für ein Plan soll das sein? Oder ist es dir egal, welcher Plan in Erfüllung geht?"

„Nein, es soll irgendeine richtige Herausforderung für mich dabei sein. Der Plan muss natürlich mich selbst betreffen."

„Was verstehst du unter Herausforderung?"

„Es muss beispielsweise eine Leistung gefordert werden, von der ich geglaubt hab, dass ich sie nicht erfüllen kann."

„Tja, damit kann ich etwas anfangen! Du versuchst etwas, was dir bis jetzt noch nicht gelungen ist, und das gelingt dir plötzlich. Und dann fühlst du dich so richtig gut."

„Ja, genau."

„Und muss das von jemandem bemerkt werden?"

„Natürlich, das wäre schon gut."

„Ist es egal, von wem es bemerkt wird?"

„Nein, natürlich nicht."

„Wer soll es also bemerken?"

„Eine Person, von deren Meinung ich viel halte, muss es bemerken."

„Ich verstehe. Jemand, der dir in irgendeiner Art wichtig ist, muss bemerken, dass du eine Leistung erbracht hast, die du bis jetzt noch nicht erbringen konntest. Und dann fühlst du dich gut."

„Ja genau."

„Und muss dir diese Person sagen, dass sie es bemerkt hat. Denn wenn sie das nicht tut, weißt du ja gar nicht, ob sie es bemerkt hat."

„Das stimmt, sie muss es mir natürlich irgendwie mitteilen."

„Und wie muss sie es dir signalisieren? Ist da jede Methode richtig?"

„Nein, natürlich nicht. Sie muss es mir auf eine Art und Weise signalisieren, die ich als Anerkennung verstehen kann."

„Also gut, da gibt es jemanden – dieser signalisiert dir seine Anerkennung – so, dass du es bemerken kannst. Seine Anerkennung darüber, dass du etwas Besonderes zuwege gebracht hast. Und dann fühlst du dich wirklich super!"

„Ich glaube, so kann man es sagen."

„Musst du selbst auch zufrieden sein und der Meinung sein, dass deine Leistung außergewöhnlich ist?"

„Ja natürlich, das setze ich ja voraus."

„Bei dieser Übung können wir nichts voraussetzen! Ich fasse also zusammen: Du fühlst dich wirklich großartig, wenn:

- du einer Herausforderung gegenüberstehst,
  der du bis jetzt noch nicht gegenübergestanden bist
- du einen Plan machst, wie du diese Herausforderung bestehen kannst
- dieser Plan eine Leistung einschließt, die du bis jetzt noch nicht erbracht hast
- du diese Leistung so erbringst, wie du sie noch nie geleistet hast
- du selbst mit dieser Leistung zufrieden bist
- und diese Leistung von einer Person,
- deren Meinung du schätzt,
- als außergewöhnlich erkannt wird
- dieses Erkennen dir auf eine Art und Weise als Anerkennung vermittelt wird,
- du es als Anerkennung verstehen und akzeptieren kannst.

Dann fühlst du dich großartig!"

„Ja, genau so ist es."

Was muss geschehen, damit du dich so richtig großartig fühlst?

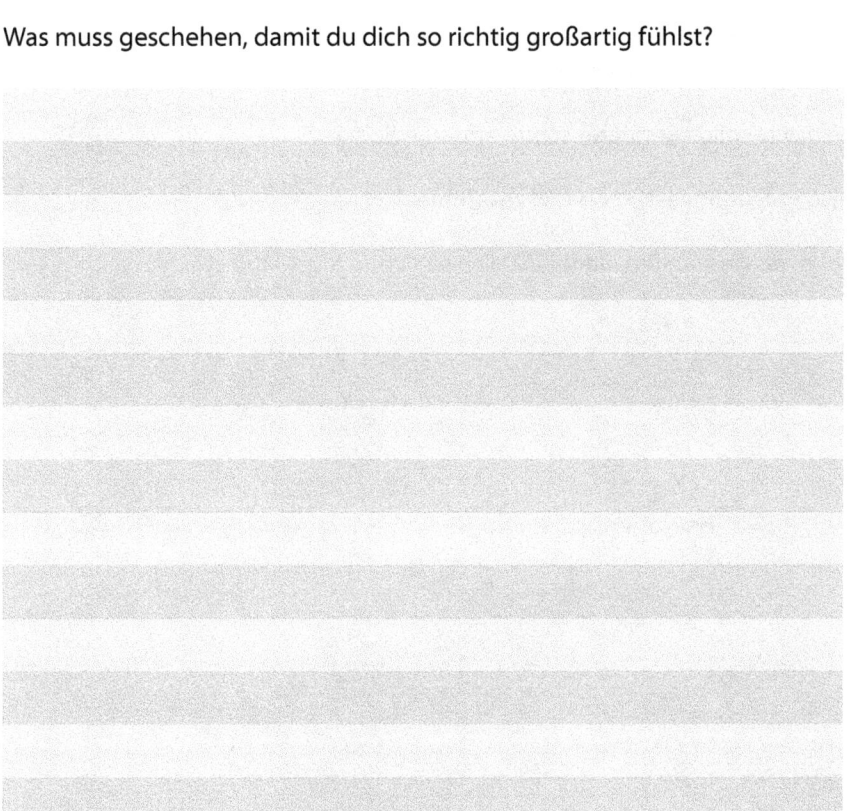

„Also gut, und was muss jetzt geschehen, damit du dich so richtig lausig fühlst? Was genau muss da passieren?"

„Naja, wenn das alles nicht klappt!"

„Wenn was nicht klappt?"

„Wenn ich einer Herausforderung nicht gewachsen bin, fühle ich mich schlecht!"

„Also, was muss das zum Beispiel sein?"

„Wenn meine Leistung meinen eigenen Erwartungen und den Erwartungen anderer nicht entspricht, wenn ein Plan nicht in Erfüllung geht. Wenn das Gegenteil eintritt."

„Betrifft das alle Punkte oder genügt es schon, wenn ein paar einzelne Punkte nicht erfüllt werden?"

„Wahrscheinlich genügen schon einzelne Punkte."

„Also gut, dann fass' noch mal zusammen!"

Was muss geschehen, damit du dich so richtig lausig fühlst?

Wir haben gerade zwei Geisterrituale definiert. Ein Geisterritual ist ein Ablauf in einer ganz bestimmten Reihenfolge. Dieser gibt an, welches Kredo in einer ganz bestimmten Situation wirksam werden muss.

Jeder Geist, in und außerhalb von uns, hat ein ganz bestimmtes, ganz spezielles Ritual. Du hast ein Ritual für ‚fröhlich sein', für ‚lustig sein', für ‚traurig sein', für ‚verletzt sein', für ‚Frustration', für ‚Machtlosigkeit' …

Jeder dieser Geister lebt nach einem ganz bestimmten Ritual. Das heißt: Ein aufmerksamer Gesprächspartner ist für dich vielleicht dann z. B. ‚aufmerksam', wenn er folgendes Ritual einhält:

Er sitzt ruhig,
telefoniert nicht mit seinem Mobiltelefon,
sieht dich mit interessierten Augen an
und stellt hin und wieder eine konstruktive, vernünftige Zwischenfrage,
die dir signalisiert, dass er mitdenkt.

Ist allerdings einer dieser Punkte nicht gewährleistet, schaut er dich z. B. nicht an, hebt sein Mobiltelefon ab oder stellt keine Zwischenfragen – wenn nur ein einziger dieser angeführten Punkte nicht gewährleistet ist – ist sein Geisterritual unterbrochen und du wirst ihn nicht mehr als ‚aufmerksam' erkennen.

Ein anderes Beispiel war dein Ritual für ‚gut fühlen'. Also, wenn du besonders herausgefordert wirst, diese Herausforderung ausgezeichnet meisterst, dieses Meistern von dir selbst mit äußerster Zufriedenheit begrüßt wird und sich diese Zufriedenheit in der Anerkennung einer Respektsperson widerspiegelt, und diese Respektsperson ihre Anerkennung klar und deutlich kundtut.

Auch hier wieder das gleiche Merkmal: Wird ein einziger Punkt nicht erfüllt, fühlt sich diese Person nicht großartig.

So haben wir für wirklich alles Rituale entwickelt, und jeder Mensch hat natürlich andere Rituale, weil er andere Geister hat. Der eine fühlt sich ‚respektiert', wenn man ihm immer offen die Meinung sagt, und der andere sieht genau darin das Zeichen für Respektlosigkeit.

Jeder hat seine eigenen Geisterrituale, und jeder glaubt aber, dass die eigenen Rituale für die ganze Welt gelten oder dass zumindest die ganze Welt die eigenen Geisterrituale kennt.

‚Ja, siehst du denn nicht, wie es mir geht? Mir geht es nicht gut, und da möchte ich von dir festgehalten werden.'

Und ein anderer: ‚Ja, siehst du denn nicht, wie es mir geht? Mir geht es nicht gut, und da möchte ich meine Ruhe haben.' Natürlich erwarten wir alle von der Umwelt, dass sie Gedanken lesen kann.

‚Wenn ich dir erst sagen muss, dass du mich in den Arm nehmen sollst, dann kannst du es gleich bleiben lassen!'

Du siehst diese Geisterrituale sind das Geheimnis für so manchen Unmut. Jeder Ärger, jeder Konflikt, jede Auseinandersetzung ist in Wahrheit ein Geisterritual-Ärger, ein Geisterritual-Konflikt, eine Geisterritual-Auseinandersetzung. Die Menschen verhalten sich nicht so, wie sie sich nach unseren eigenen Geisterritualen verhalten sollten.

Und es ist nicht das, was jemand zu mir gesagt hat, das mich verletzt, sondern es ist so, dass er nicht das gesagt hat, was er nach meinem Geisterritual hätte sagen sollen.
Es ist nicht sein Verhalten, das mich ärgert, sondern es ist so, dass er sich nicht so verhält, wie er sich hätte verhalten sollen.

Tag für Tag prallen diese unterschiedlichen Welten aufeinander. Haben wir das einmal erkannt, verlieren 90 % aller Konfliktsituationen ihren Schrecken.

Wir müssen akzeptieren, dass die Welt nicht einfach so existiert, sondern in jedem von uns eine eigene, andere Welt mit eigenen Regeln, mit eigenen Ritualen, eigenen Kredos und eigenen Kriegs- und Friedensgeistern besteht. Wenn wir also betrachten, was uns in unserem Berufsleben, Privatleben so richtig auf den Wecker geht, können wir sofort beginnen, unsere eigenen Rituale zu definieren und diese mit den Ritualen der anderen zu vergleichen.

Und wir werden schließlich die Erklärung haben, warum wir uns nicht gut fühlen, warum wir uns gar nicht gut fühlen können.

Und noch etwas: 99 % der Menschen machen es sich mit ihren Ritualen wirklich nicht leicht. Schaue dich nur selbst an! Dein Ritual für das ‚Großartigfühlen'. Das ist ja für dich fast unmöglich zu erreichen! Das geschieht ja nie. Es passiert zumindest nicht einfach so zwischendurch. Da muss so wahnsinnig viel geschehen, bis du dich großartig fühlst, das erreicht niemand. Das hält ja niemand durch. Wer soll das aushalten?

Und da wundert man sich dann, warum man sich nicht öfter so richtig großartig fühlt!
Vergleichst du im Verhältnis dazu dein Ritual zum ‚Lausigfühlen': Jeden Tag, viele, viele Male, geht einer dieser Auslöser in Erfüllung.

Wie oft verhalten sich andere nicht so, wie wir es erwarten oder zeigen es uns nicht? Wie oft gelingt uns etwas nicht auf Anhieb so, wie es uns gelingen könnte? Das ist ein ganz natürlicher Prozess des Lernens und Wachsens, und jedes Mal löst es in dir das Gefühl von Lausigkeit aus? Das ist ja schrecklich! Genau das Gegenteil sollte der Fall sein!

Die gute Nachricht ist, dass in Wahrheit gar nichts passieren muss, damit du dich gut oder schlecht fühlst, damit du dich respektiert fühlst, damit du lustig oder traurig bist.

Weil die Welt in dir ist und nicht umgekehrt. Wie du vorher über deine Grundrituale nachgedacht hast, hast du dich ja wirklich gut gefühlt. Da hast du mir berichtet, was passieren muss, damit du dich großartig fühlst.
Du hast dich aber auch wirklich schlecht gefühlt, wie du erzählt hast, was passieren muss, damit du dich lausig fühlst.

Das heißt, es muss nichts Konkretes geschehen, nichts passieren, was eine Veränderung deiner Stimmung herbeiführt. Eine derartige Veränderung spielt sich ausschließlich in deinem Kopf ab. Jedes deiner Grundgefühle, jedes dieser Geisterrituale wird von dir in deinem Kopf produziert. Es ist dir also möglich, einfach ein anderes Ritual zu formulieren, dieses zu proben, in deinem Kopf solange zu üben, bis du gewohnt bist, mit diesem neuen Ritual zu leben.

Auf einmal wirst du überall die Auslöser des neuen Geisterrituals erkennen, sehen und finden. Nimm dir also ein bisschen die Zeit und formuliere deine Grundrituale um. Dabei achte darauf, dass nichts, wirklich nichts geschehen muss, damit du dich so wirklich großartig fühlst. Also richte dein Augenmerk auf angenehme Dinge, die sich automatisch auch ohne dein Zutun vielleicht sogar mehrmals pro Tag ergeben – ganz von selbst, mit alltäglicher Selbstverständlichkeit. Sieh' darin einen Friedensgeist, der dein Gefühl positiv beeinflussen kann – jedes Mal, sooft du es zulässt.

Damit meine ich z. B. Rituale wie:
‚Wenn ich bewusst Atemluft in meinem Körper wahrnehme, kann ich mich großartig fühlen.'
Oder: ‚Wenn ich Wachstum, Magie oder einen Friedensgeist wahrnehme, dann kann ich mich so richtig großartig fühlen.'

Was muss passieren, damit ich mich großartig fühle, ohne dass ich dazu etwas tun muss?

Und das Zurück zum Geisterritual für das schlechte Gefühl muss komplizierter werden. Das muss so schwierig werden, wie vorher das Hervorrufen deines großartigen Gefühles war.

Deine Geisterrituale machen es dir also leicht, dich wirklich gut zu fühlen, oder aber auch fast unmöglich. Wenn du mit schwachen Geisterritualen deine Welt aufbaust, bist du die ganze Zeit nur damit beschäftigt zu verhindern, dass es dir lausig geht. Und das braucht unglaublich viel Energie. Stell dir vor, du musst Energie investieren, nur damit es dir nicht schlecht geht. Mit dem gleichen Aufwand könntest du schon längst glücklich und zufrieden werden."

- 23 -

Ich war mittlerweile ein wenig verunsichert. Warum ließ sich Kersten so lange nicht blicken. Gestern waren wir ja beide lange wach gewesen. Ob er vielleicht eine Arbeit zu erledigen hatte? Aber hätte er mich nicht darüber informiert, wenn er sich heute den ganzen Tag nicht bei der Hütte blicken ließe?

Egal – wie es sich für einen wahrhaft Suchenden gehörte, holte ich mein KIVER-Buch hervor und rief mir anhand meiner Mitschrift die Übung in Erinnerung, die Kersten gestern zum „Geisterverwandeln" mit mir gemacht hatte. Jedes seiner Worte war wieder absolut präsent, als ich da in meinem KIVER-Buch las:

„Du suchst dir jetzt aus deiner kleinen Sammlung von einschränkenden Kredos eines heraus, das dein Leben momentan nachweislich erschwert. Den Geisterglauben, der dich einschränkt, der dir sagt, dass du etwas nicht kannst, dass dir etwas nicht liegt oder dass du versagen wirst.

Mein einschränkendes Kredo:

So, und jetzt beschreibe es mit eigenen Worten genau. Vielleicht erinnerst du dich an eine ganz bestimmte Situation, in der sich dieses Kredo besonders unangenehm ausgewirkt hat. Dann beschreibe dieses Erlebnis. Jedenfalls sollst du hinterher wissen, warum dieses Kredo für dich ein einschränkendes Kredo ist:"

Ich hatte mich ordentlich ins Zeug gelegt und wirklich einen kurzen Roman geschrieben. Ich musste lachen. Irgendwie kam es mir vor, als wäre ich die letzten Jahre mit angezogener Handbremse gefahren.

„Wie kann es sein, dass man sich selbst so viel Schaden zufügt?"

„Du warst dir dessen nicht bewusst," antwortete Kersten. „Im Gegenteil. Tief in dir warst du überzeugt, dass dir dieses einschränkende Kredo wirklich nützt oder zumindest irgendwann einmal genützt hat. Es hat dich Kriegsgeister verhindern oder Friedensgeister herbeirufen lassen. Vielleicht hat es einen Schmerz verhindert, indem es dich davon abgehalten hat, riskantes Terrain zu betreten. Oder es hat dir die Friedensgeister wie Bequemlichkeit, Sicherheit oder Unabhängigkeit gebracht.

Was es auch war, dieses einschränkende Kredo hat für dich auf einer bestimmten Ebene eine wichtige Schutzfunktion oder zumindest einen Nutzen gehabt. Und diesen Nutzen müssen wir herausfinden, wenn wir dieses negative Kredo wirkungsvoll austauschen wollen.

Welches war also der Nutzen deines einschränkenden Kredos:

Siehst Du, irgendwie funktionieren unsere Schutzmechanismen ganz gut, und wir dürfen uns nicht wundern, wenn wir in unserer geistigen Werkzeugkiste veraltete Werkzeuge finden. Wir haben sie ja nie durch neue, zeitgemäße ersetzt.

So, aber jetzt müssen wir den Druck zur Veränderung aufbauen. Dazu verwenden wir unsere Freunde, die Kriegsgeister und die Friedensgeister. Weil wir nämlich das ‚Nicht-Verändern' dieses Kredos den Kriegsgeistern anvertrauen und die ‚Veränderung' den Friedensgeistern. Dann wird dein Unbewusstes alles unternehmen, um dauerhaft dieses einschränkende Kredo auszutauschen.

Schreib also zusammen, wobei dir dieses einschränkende Kredo schon geschadet hat. Wo hast du durch dieses Kredo schon Nachteile gehabt? Welchen Preis hast du schon bezahlt? Emotionell, beruflich, vielleicht gesundheitlich oder finanziell? Was hast du vielleicht gar nicht versucht?

Und jetzt stell dir vor, wie dir dieses Kredo in Zukunft schaden wird, wenn du es nicht veränderst. Welche Chancen wirst du ungenützt vorüberziehen lassen? Welche Nachteile wirst du in Kauf nehmen? Wie werden dein Selbstwert, dein Gefühl, dein berufliches und dein privates Leben aussehen, wenn du in fünf, in zehn oder in zwanzig Jahren immer noch mit diesem einschränkenden Kredo lebst?

Hast Du wirklich eine schlimme Situation beschrieben?"

Jawohl, ich hatte. Diese Beschreibung las sich wirklich wie ein Drehbuch zu einem Horrorfilm. Aber das Schlimmste war, dieser Film würde Wirklichkeit werden, wenn ich nichts dagegen unternehmen würde. Ich erkannte, dass ich alles daransetzen musste, um dieses einschränkende Kredo los zu bekommen.

„Sehr gut. Und jetzt beschreibe bitte deine Friedensgeister. Schreibe die Freude und die Vorteile auf, die du haben kannst, wenn dich dieses Kredo nicht mehr einschränkt. Was wirst du alles tun können, wirst du schaffen, wie wirst du wachsen, dich weiterentwickeln, was wirst du in fünf, in zehn oder in zwanzig Jahren erreicht haben, wenn dich dieses Kredo nicht mehr zurückhält.

Offensichtlich bereitet dir der Gedanke an ein Leben ohne dieses Kredo Freude. Dein Gesicht strahlt, und so soll es auch sein.

Jetzt musst du ganz genau das Ritual dieses einschränkenden Kredos beschreiben. Die genaue, exakte Abfolge des einschränkenden Kredos.

Finde jetzt den Punkt, wo dein Kredo verwundbar ist und du die Abfolge wirkungsvoll unterbrechen kannst. Und formuliere ein Kredo, das dir den gleichen Nutzen wie das alte Kredo bringt, aber das dir zusätzlich Kraft gibt. Also ein Kraft-Kredo!"

Ich hatte mir für diese Übung mein einschränkendes Kredo ‚Ich bin zuwenig spezialisiert' ausgewählt. Unzählige Male hat dieses Kredo verhindert, dass ich für meine Rechte bis zum Sieg eingestanden bin. In Diskussionen mit Kollegen, aber auch auf der Bühne hatte ich oft das Gefühl, dass ich wegen meiner vielen unterschiedlichen Projekte nicht ernst genug genommen worden bin.

Und dieses Kredo ist natürlich gerade in der Marketingregie eine Katastrophe. Der Nutzen war sicherlich, dass ich Tiefschläge und Ungerechtigkeiten leichter wegstecken konnte und daher unbewusst für die Zukunft mit einer

Verbesserung meiner Situation rechnete. Aber der Schaden war groß, und jedes Mal lief das Ritual nach gleichem Muster ab:

Es kommt zu einer Auseinandersetzung.

Mein Gegenüber vertritt selbstbewusst seinen Standpunkt.

Ich empfinde ein Gefühl der ‚Machtlosigkeit'.

Ich habe den Eindruck, mein Gegenüber erkennt diese ‚Machtlosigkeit' und hält mich für unerfahren in diesem Bereich.

Schlüsselpunkt und Irrtum sind also offensichtlich: Ich setze ‚Vielseitigkeit' mit ‚Unerfahrenheit' und ‚Machtlosigkeit' gleich.

Wenn ich also ‚Vielseitigkeit' neu definiere, dann kann ich ein neues Kraft-Kredo formulieren:
Was ist also positiv an ‚Vielseitigkeit'? Es fällt mir nicht schwer, positive Eigenschaften für Jugend zu finden.

‚Vielseitigkeit' ist ‚Flexibilität'.
‚Vielseitigkeit' ist ‚Kraft'.
‚Vielseitigkeit' ist ‚Schnelligkeit'
‚Vielseitigkeit' ist ‚Zukunft'.

Alles Eigenschaften, die für meine Lösungsregie und das Durchsetzungsvermögen unverzichtbar sind. Ich formuliere also mein neues Kraft-Kredo:

Ich bin vielseitig, kräftig, flexibel und schnell.

Bitte schreib dein verändertes – jetzt Kraft-Kredo – nieder:

Ja, damit kann ich mich identifizieren. Das bin ich, und das funktioniert auch gut.

„Wenn du jetzt dein neues Kraft-Kredo hast, musst du es natürlich proben und solange üben, bis dein neues Verhalten in deinem Kopf stabil ist. Versetze dich in bereits durchlebte Situationen und setze die Gedanken deiner neuen Ressourcen um. Verhalte dich so, wie es deinem neuen Kredo entspricht.

Stell dir vor, was du sagen wirst oder was du gesagt hast. Gewinne und erringe Siege!
Du schreibst also in deinem Kopf deine eigene Vergangenheit um!"

„Aber schwindle ich mich damit nicht selbst an? Die Situationen waren doch anders."

„Natürlich tust du das. Aber dein Verhalten damals war schließlich auch nichts als Schwindel. Vergiss nicht, die Erinnerungen gibt es ja nur mehr in deinem Kopf. Der Welt wird es ziemlich egal sein, ob du dich an deine Vergangenheit als König oder als Bettler erinnerst. Der einzige Mensch, dem es nicht egal sein kann, weil es sein ganzes restliches Leben bestimmt, bist du selbst.

Durch diese Übung wirst du das Gefühl absoluter Gewissheit bekommen, dass du über diese neuen Eigenschaften verfügen kannst. Denn du wirst dich an die Situationen so erinnern können, als ob du diese neuen Eigenschaften bereits damals gehabt hättest. Du veränderst also die Geister deiner Vergangenheit und damit deine Zukunft!

Sprich dir dein neues Kredo immer wieder und wieder vor. Egal was du tust, denk daran, du verfügst über neue Kräfte. Das ist Magie, das ist wahre Geisterkraft."

- 24 -

Inzwischen habe ich mich an dieses merkwürdige Buch gewöhnt. Ich habe soweit auch wirklich die Übungen mitgemacht, weil offensichtlich Berghans recht behalten hat: Das Buch führte mich genau zu den Übungen, die ich gerade benötigte. Dadurch schien der Ablauf allerdings manchmal durcheinander gekommen zu sein. Zum Beispiel war immer wieder von ‚Kriegsgeistern' oder ‚Friedensgeistern' die Rede. Ein paar Mal habe ich versucht die genaue Bedeutung darüber zu erfahren. Bisher allerdings noch vergeblich.

So wie ich es mittlerweile gewohnter Weise mache, schlage ich mein Buch an einer Stelle auf, die mir das Buch vorschlägt. Ich weiß, das klingt nicht nur verrückt, sondern muss jedem verrückt erscheinen, der dieses Gefühl nicht kennt. Und wie zur Bestätigung, dass alles eben Gesagte für mich jetzt Gültigkeit hat, las ich in meinem KIVER:

„ Alles steht also unter der Herrschaft dieser beiden Geisterfamilien, und in der Tat unternimmst du – genauso wie deine Schützlinge und deine Kollegen – nichts, ohne diesen Geistern zu gehorchen. Sie sind stärkste und einzige Motivation dieser Welt.

Wenn deine Schützlinge deine Anregungen umsetzen, tun sie das deshalb, weil sie entweder die Kriegsgeister fürchten, also einen deiner berühmten Zornausbrüche, die Dissonanzen im Haus, Konflikte mit Kollegen, weniger Geld, Versagen usw. usw., oder weil sie erhoffen, dass die Schar der Friedensgeister ihnen zuströmt. Also dass sie belohnt, gelobt oder ausgezeichnet werden, und sich somit gut fühlen.

Es ist wirklich unmöglich, auf dieser Welt etwas zu unternehmen, ohne dass diese Geisterfamilien mit im Spiel sind. Wenn du zu Hause aufräumst, ist es entweder die Flucht vor den Kriegsgeistern, vor dem Chaos in deiner Wohnung oder die Vorfreude auf die Friedensgeister, auf das im Glanz erstrahlende Heim.

Und wenn du weißt, dass du etwas tun solltest, es aber nicht tust, wird es von den Kriegsgeistern beherrscht. Wer zuviel isst, obwohl er nicht sollte, hat Angst vor den Kriegsgeistern des Hungers, der Niederlage, des Fehlschlages. Wer nicht mitmacht, obwohl er sollte, hat die kurzsichtige Angst vor den Kriegsgeistern des Mitmachens, der verlorenen Freizeit, der Chancenlosigkeit.

Wer raucht, flieht damit entweder vor den Kriegsgeistern – also vielleicht vor Nervosität, Langeweile, Unruhe, Frustration – oder er sucht die Friedensgeister, die tief drinnen in den unbewussten geheimnisvollen Schichten seines Selbst leben und Rauchen mit Abenteuer, Mut, Coolness, Freude, Gesellschaft, Anerkennung usw. verbinden.

Natürlich sind die Kriegsgeister die stärkeren. Jeder Mensch wird immer zuerst versuchen, den Kriegsgeistern zu entkommen. Und das ist es auch, warum so viele Menschen erst gar nicht damit beginnen, in ihrem Leben etwas verbessern zu wollen, weil in jeder Veränderung der Kriegsgeist eines möglichen Fehlschlages lauert.

Aber wie gesagt, die Welt existiert nur in unseren Köpfen, und so gesehen existieren auch Fehlschläge nur in unseren Köpfen. Und wenn du dich umsiehst, sind die Menschen, die die meiste Erfahrung haben, die die höchsten Fertigkeiten beherrschen, die die phantastischsten Resultate produzieren, jene, die die meisten Fehlschläge erlebt haben. Diese Menschen nennen es nur nicht Fehlschläge sondern Erfahrung.

Aber in Wahrheit waren es Fehlschläge.
Alle deine großen Geisterkönige, ob große Wissenschafter, Staatsmänner oder Staatsfrauen, Schauspieler, Tänzer, Konstrukteure, Pädagogen oder Vorbilder, niemand von all diesen hat die Zufriedenheit über die Nacht erfahren. Sieg oder Niederlage ist keine „Über-die-Nacht-Erfahrung, und Zufriedenheit ist ein Studium, das viel Training erfordert.

Ein erster wichtiger Schritt ist es, Macht über die Kriegs- und Friedensgeister zu bekommen. Und wie schafft man das?

Da die Welt in dir ist, musst du nur die Aufmerksamkeit auf die Geister richten, die du finden möchtest.

Jeder Mensch kann in jeder Situation, bei jeder Tätigkeit entscheiden, ob er sich von den Kriegs- oder von den Friedensgeistern beherrschen lässt.

All die kleinen, unangenehmen und lästigen Dinge des Lebens werden aufhören lästig zu sein, wenn wir sie nicht mehr wie unangenehme, lästige Kriegsgeister behandeln. Du wirst überall Friedensgeister finden, wenn du nach ihnen suchst. Und da wir uns so oder so – 24 Stunden am Tag – von dieser Geisterwelt beherrschen lassen, ist es gar kein Mehraufwand oder großartiges Unterfangen, den Spieß umzudrehen und diese Geisterwelt zu beherrschen.

Vergiss nicht, alle Geister sind wir ja selbst. Und es ist gestattet, erlaubt und möglich, in der unangenehmsten Situation zu fragen: „Was ist gut in dieser Situation?", „Warum fühle ich mich gerade jetzt wohl?", „Was lerne ich gerade?", „Warum wird mir das Kraft geben?", „Wie kann ich diese Situation meistern, sodass sie mir noch dazu Spaß macht?"

Weil das mit den Geistern ist so eine Geschichte: Fragst du nämlich nach den Kriegsgeistern, bekommst du nur von den Kriegsgeistern Antwort.

Fragst du dich also „Warum passiert das immer mir?", „Warum kann ich nicht auch einmal Glück haben?", „Warum haben immer die anderen Vorteile?", „Warum schaffe ich es nicht?" – es werden dir nur die Kriegsgeister antworten, und du wirst wissen, warum du es nicht schaffst, warum du immer Pech hast, warum die anderen Glück haben und warum du benachteiligt bist, warum du klein und lausig bist.

Fragst du allerdings nach den Friedensgeistern, verlieren die Kriegsgeister ihre Kraft, und du kannst sie dann dafür nützen, um Dinge und Eigenschaften wegzubekommen, die du aus deinem Leben verbannen möchtest.

Vertraue deine Schwächen, deine Ängste und deine Bedenken, deine Laschheit und deine Zweifel den Kriegsgeistern an und du wirst dich ganz intuitiv all diesen Eigenschaften entziehen. Das erscheint dir jetzt vielleicht etwas kompliziert, aber du wirst sehr gut werden in diesen Dingen. Du wirst lernen, die Kriegsgeister und die Friedensgeister zu bändigen. Nicht sie werden dich, sondern du wirst sie beherrschen."

„Haben Sie das damit gemeint, als Sie so überzeugt davon gesprochen haben, dass ich finden werde, was ich suche?" hörte ich mich Kersten fragen.

„Finde es selbst heraus!" Mit solch unbefriedigenden Antworten konnte er einem wirklich gehörig auf die Nerven gehen. Warum ließ er mich ständig zappeln? Wieder war es mein Gesichtsausdruck, der mich deutlich verraten haben musste, oder aber er konnte wirklich Gedanken lesen.

„Ich kann dir deine Erkenntnis nicht abnehmen. Und woher soll ich wissen, was du erkennen wirst? Eines ist aber sicher: Damit wahres Wissen seinen angemessenen Wert für dich erlangt, wirst du danach streben müssen, diesen Wert zu erkennen. Die größte Weisheit, das unglaublichste Wissen wird unerkannt an dir vorbeiziehen, wenn du nicht dazu bereit bist, deine Aufmerksamkeit auf genau diesen Punkt zu richten. Bist du aber bereit, so kannst du aus allem und jedem einen unglaublichen, unendlichen Wert schöpfen – indem du den Friedensgeist darin suchst. Das ist das Geheimnis des wahren Wissens. Und auch das wird dir nichts nützen, wenn du es nicht mit deiner Aufmerksamkeit festhältst."

Was wollte er mir damit sagen. Der gestrige Tag zog an meinem geistigen Auge vorüber. Dadurch, dass ich meine Aufmerksamkeit auf bestimmte Dinge richte, finde ich diese also auch. Und wie richte ich nun meine Aufmerksamkeit darauf?

„Finde es heraus!" wiederholte Kersten. „Finde es heraus, frage danach, suche es."

„Kann es sein, dass ich meine Aufmerksamkeit durch Fragen auf bestimmte Dinge lenke? Ist es dann nicht überhaupt so, dass Denken nur ein Fragestellen ist, ein Suchen nach Lösungen? Und bestimmt nicht die Qualität der Frage die Richtung, in die ganz automatisch mein Denken gehen muss? Und ist das nicht auch nur eine Frage?

Gibt es eigentlich irgendetwas anderes als Fragen?

„Na los, fang an!" hatte mich Kersten ermuntert.

- 25 -

Wo ist bloß meine Ruhe geblieben?
Warum halte ich nicht mehr soviel aus wie früher?
Warum bleibt mir so wenig Zeit für die Familie?
Warum kann nicht irgendjemand selbständig etwas machen?
Wo kommen die vielen Dummköpfe her?
Womit habe ich diesen Wahnsinn verdient?
Warum kann nicht irgendwann einmal jemand anderer diese blöde Geschichte übernehmen?
...

Da ließe sich eine endlose Liste aufstellen! Ich war richtig gut beim Finden von Kriegsgeistern.

„Großartig," sagte der Alte. „Du bist wirklich begabt, wenn es darum geht, Geister zu rufen, die dich Kraft kosten. Man sieht dir an, dass dir das mühelos von der Hand geht. Und wie dein Gesichtsausdruck sich dabei verändert. Da vertiefen sich auch gleich deine Falten."

Der nächste Rückschlag. Ich war gut, großartig sogar beim Auflisten von Fragen, die mich Kraft kosten. Hört sich nicht wirklich überzeugend an. Da bin ich endlich mitten in einem Spiel, das ich offensichtlich beherrsche, und schon zeigt sich, dass meine Fähigkeiten fehl am Platz waren. Denn auch wenn Kersten mich nicht ausdrücklich darauf hingewiesen hatte, der Spott in seiner Stimme war nicht zu überhören.

Vorsichtig strich ich mit den Fingern über mein Gesicht, um den Schaden zu begrenzen.

„So, weiter geht's. Das Ganze jetzt in die andere Richtung!"

„Was heißt in die andere Richtung?" fragte ich lustlos. Der Spaß an der Sache war für den Augenblick weg.

„Wenn es Geister gibt, die dich Kraft kosten, so wird es wohl auch Friedensgeister, also Fragen geben, die dir Kraft geben, nicht?!"
Also gut. Es ging nach wie vor darum, Fragen zu finden. Darin war ich ja offensichtlich begabt. Ich war bereit weiterzuspielen.

„Okay. Fragen, die mir Kraft geben," überlegte ich laut. „Das kann ja auch nicht schwer sein."

Fragen, die mir Kraft geben. Fragen, die mir Kraft …
Verdammt. Das kann doch einfach nicht sein! Konnte ich bei Teil 1 des Spieles mit einer ganzen Liste aufwarten, so wollte mir zu Teil 2 einfach nichts einfallen!

„Fang ganz langsam an!" sagte Kersten. „Sieh dich einmal nur um. Da fällt dir doch bestimmt was ein."

Kaum zu glauben: aufmunternde Worte von seiner Seite? Ich hatte allerdings keine Zeit, mich meiner Überraschung darüber hinzugeben. Es war mir schlichtweg unangenehm, dass ich mir bei einer so simpel erscheinenden Sache auf die Sprünge helfen lassen musste.

Ich schaute mich also um und fragte mich selbst ganz bewusst:

Was gefällt mir hier und jetzt in diesem Moment am besten?

Ich habe mich umgesehen und zugeben müssen, dass meine Situation durchaus ihre positiven Seiten hatte. Nicht nur, dass meine Ratlosigkeit verschwunden war, hatte sich eine angenehme Müdigkeit breit gemacht. Und da war auch noch Kersten, der, wenn auch auf unmögliche Art und Weise, zumindest versuchte, mir etwas zu erklären, was mein Leben erfreulicher gestalten sollte.

„Siehst du. Jetzt lachst du wieder." sagte der Alte leise. „Mach weiter. Es braucht manchmal ein wenig Zeit. Ist nur eine Sache der Übung. Deine Kriegsgeister hast du letztendlich auch durch ständiges Wiederholen geübt. Täglich mehrmals. Aber Fragen, die dich Kraft kosten, laugen dich aus. Sie nehmen dir die Energie, die du bei deiner Arbeit brauchst. Versuch es weiter. Suche deine Friedensgeister, Fragen, die dir Kraft geben!"

Ich bemühe mich:

Warum fühle ich mich gerade gut?
Warum geht es mir gut?
Was ist das ganz Besondere an meiner Situation?
Was ist großartig im Moment?
Wie fühle ich mich, wenn es mir gut geht?

Möglich, dass es funktionierte. Die Qualität der Frage bestimmt das Gefühl, und das wiederum bestimmt den Gefühlszustand, in dem ich mich befinde. Und das nannte Kersten „Friedensgeister".

Jedoch erschien es mir ziemlich lächerlich, eine Frage wie „Was ist großartig im Moment?" zu stellen – gerade dann, wenn so gut wie überhaupt nichts läuft!!
„Ahhh, lächerlich? Und die Fragen, die du so ganz ohne Probleme auflisten konntest, in kürzester Zeit, die sind also nicht lächerlich? Warum, warum immer ich, warum schon wieder dies, und warum das, ..."

Er machte keinen Hehl daraus, dass er sich jetzt über mich lustig machte. Und irgendwie gab ihm ein Teil von mir Recht. Genau betrachtet waren das ja wirklich idiotische, sinnlose Fragen, die man in ungemütlichen Situationen so von sich gab.

Aber wie sollte ich die Friedensgeister anlocken, wenn ich zum Beispiel in aller Herrgottsfrüh aufstehen und in ein anstrengendes Seminar muss? Da war es doch viel wahrscheinlicher, dass mir gleich wieder eine Frage aus meinem ersten Katalog einfallen würde.

„Es wäre dir jetzt auch nicht gleich was eingefallen, wenn ich dir nicht gesagt hätte, dass du dich einmal umsehen sollst", sagte der Alte. „Du musst deine Aufmerksamkeit darauf richten, was du finden möchtest.

Die meisten Menschen finden nur das, was sichtbar vor ihnen liegt. Die größten Schätze liegen nicht mehr einfach vor dir. Deine Kriegsgeister haben sie im Laufe der Zeit versteckt! Da musst du manchmal schon ein bisschen graben. Nimm dir Zeit, es drängt dich nichts."

Ich begann neuerlich zu überlegen. Welche Energie bringenden Fragen konnte ich mir stellen, wenn ich in der Früh aufstand und mich dann auf meinen Arbeitsplatz begab?

Obwohl ich mir den Kopf zerbrach – wirklich sinnvolle Fragen wollten mir an dieser Stelle nicht einfallen. Ich nahm also Abstand von dieser Herumfragerei, die mich nicht zufrieden stellen konnte und versuchte es mit einem anderen Weg. Statt Fragen zu stellen, begann ich einfach festzuhalten, was für mich an einem durchschnittlichen Seminartag positiv sein konnte. Ich sammelte zunächst meine Gedanken:

„Gut. Der Wecker läutet – aber es ist für mich unmöglich, daran etwas Erfreuliches zu finden, und ich quäle mich regelrecht aus dem Bett."

„Halt! Warum kann dein Wecker nicht erfreulich sein? Gab es nie einen Tag, an dem du dich über deinen Wecker gefreut hast? Gab es nie einen Tag, auf den du dich schon so gefreut hast, dass du ihn gar nicht erwarten konntest. Und dann war er endlich da?"

„Schon, natürlich. Aber für einen Standard-Arbeitstag ist es doch etwas viel verlangt, dass man sich so darauf freut …"

„Warum? Wenn du die Friedensgeister suchst, die dich an einem solch besonderen Tag mit dem Wecker begrüßen, wirst du dich immer so gut fühlen können.

Probiere einmal die Fragen:

Jetzt bin ich aber gespannt, was mir heute zuerst so richtig Spaß machen wird.

Worüber werde ich mich heute als erstes so richtig freuen?

Was kann ich jetzt gleich Neues sehen – etwas, das ich noch nie gesehen habe?

Was kann ich heute Neues hören?

Was kann ich heute Neues fühlen?

Woran werde ich zuerst erkennen, dass mein Leben wunderbar ist?

Aber meinetwegen, wenn du immer noch Zweifel hast, mach mit deiner Geistersuche weiter …"

„Der Wecker hat geläutet, ich schleppe mich ins Bad und steige in die Dusche. Ah ja! Also – das Wasser, das über meinen Körper rinnt, mich langsam

aus dem Zustand der Bewusstlosigkeit ins Leben zurückbringt und mein Gehirn funktionstüchtig macht.
Ich meine es ganz ernst, das ist eine tolle Sache, ich hab' es nur bisher nicht wirklich beachtet.

Hinterher ab in die Küche, eine Tasse Kaffee, einen Bissen Brot. Wenn ich mehr Zeit hätte, sprich früher aufstehen würde, könnte ich das auch genießen. Früher aufstehen lässt sich bei mir allerdings nicht machen."

„Und warum fragst du deine Friedensgeister nicht,

wie du es trotz der Eile so richtig genießen kannst?
was dir denn da so gut schmeckt?
wie es sich denn anfühlt, wenn du deinen Körper mit frischer Energie auflädst?
wie es sich anfühlt, wenn du total frisch und fröhlich deinen Bissen Brot in dich hineinstopfst?

Aber mach weiter."

Also weiter. Ich hetze raus zum Auto und fahr los. Und da wäre auch schon die nächste nette Sache. Ich kann mir im Auto genau die Dinge anhören, die ich möchte. Oftmals sind es Vorträge, Kabarett-Programme, Musik, Hörspiele, Hörbücher,… Ich muss gestehen, das bedeutet mir sehr viel. Das sollte ich jeden Tag machen.

Was kann ich Tolles hören?

Warum bin ich im Straßenverkehr so gut gelaunt?

Warum schauen mich alle so entgeistert an, wenn ich im Auto wilde Grimassen schneide?

Wie kann ich andere Leute zum Lachen bringen?

Ich komme an meinem Ziel an und gehe in den Seminarraum.

„Was lässt sich da Großartiges entdecken?"

„Doch ja – einiges!

Eine Menge Gesichter, die mir freundlich zurücklachen und mich begrüßen, ein Kaffee, der sich noch vor der Begrüßung ausgeht,

neue Gesichter, die zu interessanten Menschen gehören,
die Möglichkeit, anderen Menschen das Leben etwas leichter zu machen,
dazu zu lernen,
eine lohnende Herausforderung annehmen,
die Gelegenheit bekommen, über die eigenen Kinder reden zu können,
selbst König über die eigenen Geister und Stimmungen zu sein.

„Gerade an einem durchschnittlichen Arbeitstag lassen sich jede Menge Dinge finden, die dich mit Energie aufladen. Vor dem Seminar, während des Seminars und danach. Wer sich nicht gut fühlt und nicht fröhlich ist, ist selbst schuld. Vielleicht hat es dir noch niemand gesagt, aber du bestimmst, welche Geister über dein Leben herrschen. Wenn du es allerdings nicht selbst bestimmst, wird es von irgendjemandem oder irgendetwas für dich bestimmt.

Du kannst dich jederzeit an der Schönheit einer Pflanze erfreuen, so wie sie die Natur schenkt. Du wirst nicht versuchen, die Art einer Pflanze ändern zu wollen, wenn sie schon erblüht ist, weil du dich anders über sie erfreuen möchtest! Das ist alles eine Frage deiner Geister. Du musst deine Geister verändern, wenn du deine Stimmung verändern möchtest. Und wenn sich deine Stimmung nicht ändert, ändert sich dein Leben nicht.

Dinge, Menschen oder Situationen quälen uns nur deshalb, weil wir sie schlecht behandeln. Sie werden unerträglich, wie lästige Insekten. Keine deiner Geister sind böse, aber viele sind erbost.

Wie du deine Welt behandelst, so behandelt sie dich. Und es gibt verschiedene Arten, mit kleinen Missgeschicken umzugehen. Wirkliche Klasse hast du, wenn du auch noch mit einem kleinen Gebrauchsgegenstand höflich bleibst, auch wenn er versucht, dich zu ärgern, wenn zum Beispiel ein Schreibstift nicht mehr funktioniert oder eine Unterlage nicht mehr rechtzeitig eingetroffen ist..

Überall tauchen dann deine Friedensgeister auf. Die Sonne verschickt ihre Strahlen in alle Richtungen und der Mond ist wieder voller Märchen. Als Kinder hatten wir diese Sichtweise – hol' sie dir zurück.

Um eine Tätigkeit zu tun, um sie wirklich bestens auszuüben, musst du immer bewusst die ganze Geisteskraft, über die du verfügst, hier und jetzt ausschließlich auf dein Tun zentrieren, und sei dies noch so trivial.

Du musst den Mut haben, ungewohnte Wege zu gehen, ungewohnte Gedanken zuzulassen. Auch wenn dich deine Umgebung wegen dieser Gedanken zunächst belächelt.

Wenn du wie gewohnt in dein Leben gehst, schroff, unbeugsam, überheblich oder missgelaunt, dann hast du die ganze Sache schon vorher in Gedanken zu erleben. Du hast dich mitten unter deine Kriegsgeister gesetzt, lässt jeden Augenblick deiner Tätigkeit durch sie beherrschen und empfindest schon im Vorhinein alles als unangenehm.

Während des Ankleidens in der Früh, deine Gedanken litten bereits unter den Qualen des Tages – da wäre aber doch das Ankleiden deine Aufgabe! Als notwendiger Schritt für einen guten Tag solltest du doch sorgfältig die Kleidung auswählen, in der du dich wohl fühlst.

Und deine Kriegsgeister beschäftigen dich auch, während du deinen Kaffee und dein Brot hinunterschluckst. Da wäre aber doch das Frühstücken deine Aufgabe. Und zwar mit Freude und Genuss. Du könntest recht viel Wohlbefinden und Nutzen aus dieser Mahlzeit ziehen. Je friedlicher und geruhsamer die Speisen genossen werden, desto besser gehen Assimilierung und Blutreinigung vor sich.

Dann kämpfst du in Gedanken deinen schrecklichen Tag im Straßenverkehr durch, während es doch deine Aufgabe wäre, aus dem Fahren im Auto alle möglichen Freuden zu schöpfen. Das war wieder eine Chance – in angenehmen Kleidern, gesättigt, somit frei von körperlichen Hemmungen, gesund durchpulst von der anregenden Spazierfahrt – so solltest du dem gefürchteten Seminartag gegenübertreten!

Vergnügen resultiert auch aus richtiger Vorbereitung. Es ist eine Zauberkraft deiner Geister, die jegliches Tun zu einem Kunstwerk machen kann. Während durch das Wegschicken deiner Lebenskraft dorthin, wo sie nichts zu tun hat, jeder Moment verarmt, sodass früher oder später deine Kriegsgeister die Herrschaft übernehmen müssen.

Wer beim Essen, Ankleiden, Gehen oder Autofahren seine Gedanken nicht bei diesen Tätigkeiten hat, macht aus dem Essen, Ankleiden, Gehen oder Autofahren etwas Störendes und Unangenehmes. Ja, alles muss doch schließlich unangenehm werden, durch dieses Training, welches dir Freude und Frohsinn bereits im Vorhinein nimmt."

Ich war nachdenklich geworden. Man konnte zu Kerstens Ausführungen stehen wie man wollte. Für mich war an seinen Worten schon was dran.
Ich nehme mir also vor, nicht mehr nur darauf zu warten, dass mir meine Friedensgeister auffallen, ich werde, … na? Genau, ich werde danach suchen.

Und ich werde mich bemühen, sogar an Dingen, die mich maßlos ärgern, etwas Großartiges, Lustiges oder Einzigartiges zu entdecken.

- 26 -

An anderer Stelle stand in meinem Buch:
„Wie gehe ich aber mit negativen Gefühlen um, die so mächtig sind, dass kein Ausweg möglich scheint. Kann man diese Emotionen verwandeln?"

„Grundsätzlich ist es selbstverständlich erlaubt, sich schlecht zu fühlen. Ich will sicherlich nicht erreichen, dass du dich noch schlechter fühlst, weil du dich nicht gut fühlst. Ich sage nur, wenn du zum Beispiel deine Frustration genügend ausgekostet hast, hast du jetzt die Möglichkeit weiter zu gehen.

Schau sie dir dann ganz genau an, deine Frustration. Sprich sie an, deine Machtlosigkeit. Werde zu einem Geisterdetektiv.
Frage deine Geister: ‚Was ist eure Botschaft, ihr Geister?', ‚Wo habe ich die Chance zu lernen, zu wachsen?'

‚Neugier' ist hier das Zauberwort. Darauf neugierig sein, was die Botschaft deiner Emotion sein könnte.

Vertraue darauf, dass du eine wirklich gute Lösung finden wirst, wenn du erst einmal die Herausforderung erkannt hast. Du kannst mir glauben, dass du genug Kraft und Feuer hast, um deine Einstellung, deine Stimmung zu verändern und damit eine kontinuierliche, immerwährende Verbesserung deiner ganz persönlichen Situation zu ermöglichen.

Und aus dieser Sicherheit, aus diesem Vertrauen schöpfst du deine Kraft und deine Begeisterung und wirst aktiv.

Folgendes wirst du also jetzt machen:
Identifiziere zuerst, welche negativen Gefühle du immer wieder erlebst. Also, bist du regelmäßig frustriert, enttäuscht, verärgert, …?

Schreib diese Geister ruhig in das gescheite Buch.

Nimm auch diese Gefühle ernst und sei dankbar, dass sie dich zu einer Verbesserung führen werden.

Sei neugierig, was die Botschaft dieser Geister sein könnte.

Vertraue darauf, dass du eine gute Lösung finden wirst und dass du diese Verbesserung auch in Zukunft halten kannst.

Empfinde Freude darüber, sei begeistert, und dann unternimm etwas."

Ja, aber, …

Der Alte hatte wieder seine Mundharmonika herausgezogen und begann die gleiche einfache Melodie zu spielen. Offensichtlich hatte er im Moment keine Lust mehr, weitere Anweisungen zu geben.
Ich versuchte also, die Anleitungen von Kersten an meiner persönlichen Situation auszuprobieren.

‚Identifiziere, was du wirklich fühlst!'

Nun, da gab es ja tatsächlich Unmengen an Möglichkeiten, aber er hatte gesagt, ich dürfte nur negative Gefühle aufschreiben, also schrieb ich:

Unruhe,
Verletzung,
Frustration,
Ärger,
Enttäuschung,
Schuld,
Angst,
Machtlosigkeit,
Unfähigkeit,
Überforderung,
Einsamkeit.

IDENTIFIZIERE, WAS DU WIRKLICH FÜHLST!

‚Nimm dieses Gefühl zur Kenntnis und sei dankbar, dass es dich zu einer Verbesserung führt.'

Das war leichter gesagt als getan. Zur Kenntnis nehmen – okay. Aber Dankbarkeit entwickeln?
Wie kann man dafür Dankbarkeit empfinden, dass man verletzt wurde? Wie kann man für Enttäuschungen dankbar sein?

Aber allein dadurch, dass ich diese Gefühle zu Papier gebracht hatte, hatte der Feind tatsächlich schon ein Gesicht bekommen. Vielleicht versteckten sich dahinter ja wirklich unsere Verbündeten, unsere Warn- und Kontrolllampen.

‚Die Straße zur Glückseligkeit ist breiter, als du denkst, und ihre Begrenzung ist gut abgesichert.' hatte der Alte gestern Abend zu mir gesagt. Komisch, dass mir das jetzt einfiel. Vielleicht waren diese Gefühle so eine Absicherung.

Fühlte ich mich ‚überrollt', warnte mich dieses Gefühl davor, dass ich drauf und dran war, die Straße der Glückseligkeit zu verlassen.

Ich fühlte ‚Schuld', ‚Ärger', …
Ich stand auf und schlenderte langsam zum Waldrand hinüber. Sogar das Rauschen der Baumwipfel schien zu sagen: ‚Sei neugierig, was die Botschaft der Emotion sein könnte!'

Ich bin in Gedanken wieder bei einer Produktion. Uns ist die Zeit davon gelaufen und alle Teilnehmer sind bereits müde und ausgelaugt. Ich selbst bin mir auf einmal gar nicht mehr sicher, dass wir überhaupt weiter machen sollen.

Das Gefühl, das sich bei mir einstellt, ist … ja, merkwürdigerweise ‚Unruhe'. Das Gefühl bezieht sich gar nicht auf andere Personen sondern nur auf mich selbst …

Ich schlendere weiter.

Ich bin unruhig, weil ich ‚Angst' habe, meine Mitarbeiter zu überlasten. Wenn sie mir nicht durchhalten, gefährdet das die gesamte Produktion. Ja meine ‚Unruhe' ist eigentlich ‚Angst'. Was aber ist die Botschaft dieser Angst?
Ich habe Angst, dass das Projekt platzt.
Ich habe Angst, dass meine Mitarbeiter persönlich scheitern, und ich trage dafür die Verantwortung.

Ich habe Angst, dass wir den Auftrag verlieren.

Also könnte die Botschaft der Angst lauten: Etwas kommt auf mich zu, worauf ich mich nicht vorbereitet fühle ...

Ein heftiger Windstoß ließ die vertrockneten Blätter vor mir aufwirbeln, und ich schloss kurz meine Augen, um sie vor Schmutz und Staub zu schützen. Als ich sie wieder öffnete, erblickte ich vor mir das Gesicht eines Freundes. Ich habe mich sehr dafür eingesetzt, dass er ein Engagement in einer größeren Produktion bekommt.

Eines Tages erfahre ich, dass er überhaupt nie dort aufgetaucht ist. Er hat die Produktion einfach „anrennen" lassen. Ja, er hat es nicht einmal der Mühe wert gefunden, mir rechtzeitig mitzuteilen, dass ihn dieser Job nicht interessiert. So hätte ich wenigstens meinen Kopf aus der Schlinge ziehen können.

Ein Gefühl von ‚Verletzung' stieg in mir hoch. Aber die Botschaft?
Ein paar Schritte weiter allerdings: Klar, die Botschaft von ‚Verletzung': Ein Gefühl von Verlust. Meine Harmonieregeln wurden nicht beachtet ...

Was kann die Botschaft von ‚Ärger' sein?
Auch hier wurden Harmonieregeln verletzt, möglicherweise sogar von mir selbst. Ärgerlich.

Vergeblich war ich Stunden bei der Vorbereitung für ein Seminar gesessen, hatte spannendes Material gesammelt und freute mich auf einen wirklich interessanten Workshop. Die Seminargruppe erschien nicht. Es tat ihnen leid, aber es ist etwas dazwischen gekommen.

Was könnte die Botschaft von ‚Frustration' sein? Offensichtlich: Ich habe noch nicht meine gewünschten Ergebnisse erhalten.
Im Gegensatz dazu wäre ‚Enttäuschung' für mich die Botschaft: Ein gesetztes Ziel wurde verfehlt und ich muss mir dringend ein neues setzen.

‚Überforderung': Ich habe meine eigenen Ziele aus den Augen verloren

‚Machtlosigkeit': Ich habe eine funktionierende Verbindung zu meiner Umwelt verloren, was meine magischen Wünsche verletzt …"

WAS KÖNNTEN DIE BOTSCHAFTEN DEINER EMOTIONEN SEIN?

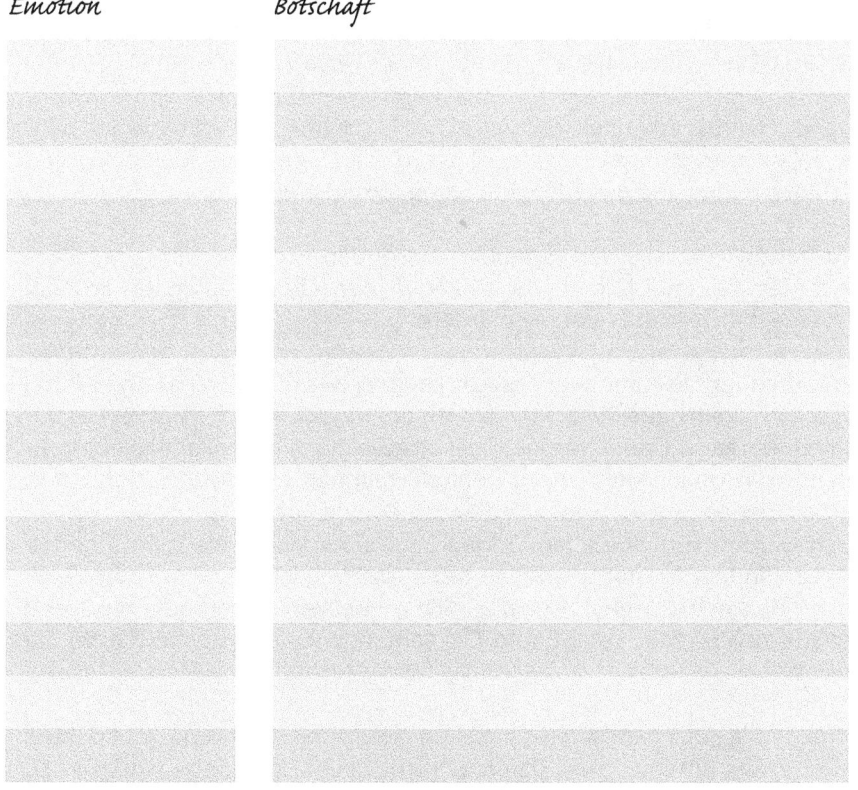

Emotion | Botschaft

Was soll ich also als nächsten Schritt tun? Kersten hatte gesagt: „Vertraue, dass du eine wirklich gute Lösung finden wirst. Die Lösungen müssen sich aus deinen bereits neu dazugelernten Fertigkeiten zusammensetzen."

Probieren wir es aus:

‚Unruhe': Etwas ist nicht in Ordnung und dadurch empfinde ich Langeweile, Ungeduld, …

Ich muss also meinen Gefühlszustand verändern, noch einmal abklären, was ich eigentlich wirklich möchte und mein Tun, meine Aktionen definieren. Dann müsste es funktionieren.

‚Angst': Sei vorbereitet, etwas kommt auf dich zu, hier bietet sich als Lösung das gedankliche Trainieren einer unangenehmen Situation an. Ich löse Probleme schon auf Vorrat, verfüge also schon vorher über funktionierende Reaktionen meinerseits …

‚Verletzung': Harmonieregeln wurden nicht beachtet. Lösung: Ich bewerte die Situation neu, ich teile mein Gefühl einer Person mit, die beteiligt ist.

‚Ärger': Ich muss erkennen, dass ich etwas falsch interpretiert habe und definieren, welche Harmonieregeln verletzt wurde. Diese Harmonieregeln muss ich hinterfragen und gegebenenfalls neu formulieren.

‚Frustration': Hier ist es wahrscheinlich besonders wichtig zu erkennen, dass Frust mein Freund ist. Ich finde jemanden, der schon erreicht hat, was ich erst erreichen möchte oder mir wünsche.

‚Enttäuschung': Es ist notwendig zu erkennen, was man daraus lernen kann. Ich setze mir ein neues Ziel, das mir Kraft gibt und wofür ich sofort etwas unternehmen kann. Dabei werde ich das alte Ziel noch einmal genau überprüfen müssen, ob ich vielleicht zu früh geurteilt habe. Ist die Situation schon vorbei oder genügt es, wenn ich die Situation neu bewerte?
Auch werde ich meine alten Visionen auf einen aktuellen Stand bringen müssen, indem ich mir überlegen muss, was will ich heute erreichen? Ich entwickle einen besseren Plan, der mich zu meinem Ziel bringen kann, und erwarte zuversichtlich den Erfolg. Die Vergangenheit verstellt mir nicht die Zukunft!

‚Schuld': Die Botschaft war: Ich habe eine Harmonieregel verletzt und muss sofort etwas unternehmen, damit es nicht neuerlich verletzt wird. Das zu erkennen, ist sicherlich sehr wichtig. Ich muss mit mir selbst eine Übereinkunft treffen, die zu 100 % garantiert, dass ich dieses Ritual nicht noch einmal verletzen werde. Ich stelle mir auch vor, wie ich in der Situation besser reagieren hätte können und trainiere im Nachhinein das neue oder bessere Verhalten.

‚Unfähigkeit': Mir ist klar, wie die Lösung aussehen kann. Ich stelle mir die Frage: ‚Wie kann ich die notwendigen Fertigkeiten so erlernen, dass es mir auch noch Spaß macht?'

‚Überforderung': Ich muss bewusst entscheiden, dass von allen Dingen mein eigenes Leben das wichtigste ist. Ich wende KIVER an. Ich konzentriere mich darauf, was ich beeinflussen kann.

‚Machtlosigkeit': Lösung: Kredos und Harmonieregeln – die eigenen und die des Systems – muss ich vergleichen und einen Plan erstellen, wie ich den Einfluss zurückerobern kann, um diesen Plan in die Tat umsetzen.

‚Einsamkeit': Ähnlich wie bei Machtlosigkeit: Ich muss definieren, welche Art von Verbindung ich zu anderen Menschen suche, ich muss aktiv werden und eine solche Verbindung herstellen.

Mein genauer Plan, wie ich gegen ein Monster vorgehen kann:

Jetzt aber zu meiner vorherrschenden Stimmung: Offensichtlich hat sie einen großen Einfluss darauf, wie ich gerade meine Geister sehe, und darüber hinaus weiß ich, dass jedes Gefühl an eine ganz bestimmte Erinnerung, an einen Geist gekoppelt ist. Möchte ich also meine Stimmung verändern, so müsste es doch möglich sein, sich einen Geist, also eine Situation zu suchen, in der ich mich so gefühlt habe, wie ich mich jetzt fühlen möchte. Einen Friedensgeist, der meine Stimmung verbessert.

Ich lasse es darauf ankommen:

Ich suche zuerst eine wirklich schlimme Situation, an die ich mich im Moment erinnern kann. – Gut, da gibt es einige. Ich muss mich aber für genau eine entscheiden.
Wie genau hat es dort ausgesehen?
War es hell, war es dunkel? …
War es warm, war es kalt? …
War eine Farbe vorherrschend?
War ich allein? Waren andere Menschen dabei?
War es laut, war es leise?
Erinnere ich mich an die Situation in Farbe oder in Schwarz-Weiß?
Als Standbild oder in Bewegung?
Wie genau ist mein Gefühl? Wo fühle ich es genau?

„Du bist mitten drin, stimmt's?", hörte ich die Stimme des Alten, der mir auf der Wiese ein paar Schritte entgegengekommen war.

„Stimmt." Diese Übung hat sehr gut funktioniert.

„Und?"

„Was – und?", sagte ich ungehalten. „Ich fühle mich lausig. Womit Sie ja erreicht hätten, was Sie wollten."

„Ach, du denkst tatsächlich, ICH wäre dafür verantwortlich, dass du innerhalb kürzester Zeit in eine dermaßen trostlose Stimmung verfällst? Da traust du mir aber eine Menge zu," lachte er, setzte sich wieder und hielt sein Gesicht in die Sonne.

„Wäre ich auf dieses blöde Gefühlsspiel nicht eingestiegen, dann wäre meine Laune momentan aber wesentlich besser. Was soll das überhaupt alles? Sie scheinen eine wahre Freude daran zu haben, mir jedes Mal Ihren Spott zu zeigen, wenn ich gerade wieder einmal am Tiefpunkt angekommen bin. Warum bin ich nicht längst zur Hütte zurückgegangen?"

„Finde es heraus …", war die einfache Antwort.

„Ach so ist das! Auf Ihre Anregung hin hole ich Erinnerung aus den verstecktesten Winkeln meines Gedächtnisses, lass die furchtbarsten Gefühle wieder wach werden und jetzt – jetzt fühle ich mich schlecht. Zufrieden? Vielleicht hätten Sie ja irgendwann einmal die Güte, mir zu sagen, was ich herausfinden soll."

„Du frierst," bemerkte Kersten.

Hervorragend. Ihm war aufgefallen, dass ich fror. Wahrscheinlich wollte er mir ausweichen, wusste selbst keine Antwort auf meine Frage, die er doch immerhin selber provoziert hatte.

„Ja, mir ist kalt." Was soll's. Ich bin durchaus bereit das Thema zu wechseln, ist ohnehin besser so.

„Als ich mich heute auf den Weg gemacht habe, war es so warm. Ich hab' meine Jacke nicht mit. Ist mir sowieso unerklärlich, wie Sie das aushalten im Hemd."

„Und morgen packe ich meine Jacke ein." Fast entschuldigend klang meine Stimme bei diesem letzten Satz. Aber wie konnte man auch so dumm sein und im Waldviertel ohne warme Kleidung herumlaufen. Die Tage wurden bereits kürzer und in den frühen Abendstunden war es auch in der Sonne schon etwas kühl.

„Aha, morgen wirst du also deine Jacke mitnehmen." Er blickte mich an, als wäre das die größte Überraschung für ihn.

„Sie können herumlaufen, wie Sie wollen. Ich jedenfalls habe keine Lust zu frieren," antwortete ich mittlerweile wieder etwas gelassener.

„Aber du hast noch immer Lust, dich schlecht zu fühlen?"

„Was soll das nun wieder?" Ich konnte meine Wut nicht länger zurückhalten. Wollte der mich völlig ruinieren? Immerhin probierte ich ja wirklich, jede noch so unsinnig erscheinende Übung. Egal wie schlecht es mir dabei ging. Kaum war ich danach wieder ein wenig besser drauf, schickte er mich den nächsten Abhang hinunter.

„Jetzt entspann dich wieder," sagte er gelassen. Ich wollte mich aber aufregen, ich wollte nichts mehr, als meinem Zorn Luft machen.

„Du hast doch selbst gerade gesagt, du würdest dir morgen eine Jacke mitnehmen, weil dir heute kalt ist."

Ich konnte nicht behaupten, dass mich dieser nichts sagende Satz in irgendeiner Weise beruhigte.

„Na und! Halten Sie mich für total bescheuert. Sicher ziehe ich mich wärmer an, wenn ich weiß, dass ich frieren werde. Was ich aber nicht weiß, ist, ob ich ihnen im Moment weiter zuhören möchte!"

Es hatte nicht den Anschein, als hätten meine Worte eine Wirkung erzielt.

„Du ziehst dich warm an, wenn dir kalt ist. Das hast du von klein auf so gelernt. Wenn man friert, zieht man sich nicht auch noch weiter aus, man zieht einfach mehr an."

Ich schüttelte ungläubig den Kopf. Wahrscheinlich war dieser Alte doch ein wenig senil, und ich hatte es bislang nicht bemerkt. Ich setzte mich wieder.

„Aber du hast nicht gelernt, was du tun kannst, um dich gut zu fühlen."

Ich glaubte, nicht ganz richtig zu hören.

„Du erlebst Situationen, die an deiner Substanz nagen – und zwar so sehr, dass dieselben negativen Gefühle innerhalb von Sekunden von dir Besitz ergreifen, sobald du dir diese Situationen wieder in Erinnerung rufst.
Wenn du vor ähnliche oder andere unangenehme Situationen gestellt wirst – und das scheint ja heutzutage in deinem Beruf gelegentlich der Fall zu sein – bist du genauso schutzlos wie zuvor. Du hast deine Jacke nicht mit, obwohl es kalt werden könnte. Du hast sie nicht mal vergessen, du weißt einfach nicht, dass du warme Kleidung besitzt!"

Ich starrte ihn an. Was er da sagte, klang einerseits wirr und doch war da etwas, was mich von meiner Theorie von wegen Senilität wieder abrücken ließ.

„Was sollte ich also – Ihrer Meinung nach – tun?"

„Wenn dich deine Kriegsgeister so blitzschnell in eine unausstehliche Stimmung versetzen können, funktioniert der Trick vielleicht auch in die andere Richtung – wenn du Friedensgeister rufst. Was hast du denn zuvor gemacht?"

„Ich habe mir eine schlimme Situation in Erinnerung gerufen. Mit allen Details."

„Das ist ja richtig unheimlich. Warum versuchst du es nicht auch mit einer schönen Erinnerung?

Was ist das erfreulichste, schönste Erlebnis, an das du dich im Moment erinnern kannst?"

Wie ich meine Carolin kennen gelernt habe. Seinerzeit, beim Ball der Schule, in der sie damals unterrichtete. Wir haben miteinander getanzt, über ein Grundstück in Griechenland gesprochen, über Musik und die Welt diskutiert ...

„Seltsam. Irgendwie will dieses positive Gefühl, diese Euphorie nicht kommen."

„Wenn du dich nur an die Bilder erinnerst, aber nicht an das, was du dabei gefühlt hast, bleiben deine Erinnerungen an der Oberfläche. Menschen neigen dazu, bei erfreulichen Dingen an der Oberfläche zu bleiben und nehmen die Gefühle als selbstverständlich hin. Dabei sind es die Gefühle, die die Qualität unserer Stimmung ausmachen."

Also muss ich mehr Aufmerksamkeit dem Gefühl zuwenden.

‚Wie genau habe ich mich gefühlt?' – Langsam durchflutet mich wieder diese Freude und Verbundenheit, die ich damals so unerwartet fühlen konnte und die diesen Tag für mich so unvergesslich macht.

‚Warum habe ich mich damals gut gefühlt?' – Ich habe mich gut gefühlt, weil eine von mir „so sehr geschätzte" Person unter anderem völlig unerwartet meine persönliche Distanziertheit zum Tanzen verstand und teilte und mich das auch wissen ließ.

(Hallo, das erinnerte mich ja an meine Geisterritual-Übung.)

‚Wie habe ich gemerkt, dass ich mich gut fühlte?' –

Der nächste Tag schien ganz von alleine und in einem Schwebezustand zu verlaufen (obwohl ich eigentlich hundemüde war). Jeder einzelne Handgriff, den ich an diesem Tag zu leisten hatte, ging mir rasch und leicht von der Hand. Nichts und niemand konnte mir meine gute Laune nehmen.
Und je mehr ich mich mit dieser Situation auseinandersetze, umso klarer und umso direkter kommen diese Gefühle. Ich kann sie zulassen und erkenne, dass ich mich hineinfallen lassen muss. Dass ich darauf vertrauen muss, dass sie in mir vorhanden sind. Ich muss nur erlauben, dass sie zum Vorschein kommen.

Diese Arbeit beginnt mir auf einmal Spaß zu machen.

Was ist das lustigste Erlebnis, an das ich mich erinnern kann?

Wann habe ich mich besonders frei gefühlt?

Wann habe ich mich besonders stark gefühlt?

Welches ist das positivste Erlebnis, an das ich mich jetzt erinnern kann?

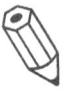

Während ich so übte, meine Stimmungen bewusst zu steuern, fiel mein Blick noch einmal auf diesen Riesenrucksack, der vor Kersten am Boden stand. Das musste ein uraltes Ding sein. Er sah aus, als wäre er unendlich oft gewaschen worden. Ganz ausgebleicht war er, aber aus festem Leinen. Könnte grün gewesen sein. Oder grün braun gefleckt. Nun ja, war ja nicht wirklich wichtig. Dieses Ding jedenfalls schien sehr alt zu sein. Fast so alt wie Kersten selbst vielleicht. Oder er hatte es als junger Bursch bekommen, … oder verwendet?

Bevor ich meine Gedanken zu Ende führen konnte, schloss der Alte die Blechdose, stopfte sie in den Rucksack, dessen übrigen Inhalt ich nicht kannte, und hob ihn auf seine Schulter.

- 27 -

„Kersten, wann hat das alles eigentlich begonnen?"
„Es hat nie begonnen! Wenn du ein Wegbereiter sein willst, musst du akzeptieren, dass deine heutige Situation ein Produkt deiner Vorstellung ist – ein Gefühl in deinem Kopf. Die ganze Welt ist nur ein Gefühl! Das gilt auch für den Anfang. Es gibt keinen Anfang. Dein Anfang existiert nur in deinem Kopf."

„Aber das ist doch verrückt." Ich wurde wieder einmal ungeduldig. „Wenn alles nur in meinem Kopf existiert, ist es ja völlig egal, ob ich hier oder irgendwo anders bin. Das widerspricht ja jeder logischen Erfahrung!"

„Was verstehst du unter logischer Erfahrung? Vertrödle doch nicht deine Zeit mit Dingen, die offensichtlich nicht funktionieren. Dein Leben ist, wie ich dir sagte, nur ein kurzes Kapitel der Unendlichkeit. Es liegt ausschließlich an dir, was du daraus machst. Sei bereit, dich zu verändern. Möglicherweise wird diese Entscheidung die schwierigste in deinem Leben sein. Aber wenn du dich einmal zur Veränderung entschlossen hast, vertraue dir und deiner Geduld. Dann kannst du beginnen, deinen Weg zu bereiten."

„Und warum soll ich Geduld haben?"

„Damit du warten kannst. Es dauert eine Weile, bis du erkennst, dass du dich verändert hast. Ich habe dir ja auch schon gesagt, dass dein Leben nur eine Beschreibung des Lebens in deinem Kopf ist. Das heißt, das, was du logische Erfahrung nennst, ist nichts anderes als eine Erinnerung an deine Erfahrung. Du erinnerst dich ja nur an Momente, die schon vorüber sind. Du erinnerst dich also unentwegt! Du siehst, deine Heimat ist nicht die Zeit. Sie täuscht dich bloß. Vertraust du ihr, bist du heimatlos."

Auf einmal hatte Nick das Gefühl, als würde sich seine ganze Welt auf einen Punkt reduzieren. Er selbst, nur einen Schritt von dieser Welt entfernt, war unfähig, auch nur seine Hand auszustrecken. Wie er es auch anstellte, alles blieb unverändert. Die Zeit stand still.

„Kersten, was geht hier vor?"

„Psst, bleib ganz ruhig und staune."

- 28 -

Ich habe Verantwortung für meine Emotionen übernommen. Ich bin eine Stufe weiter gegangen. Ich habe mich weiter bewegt, meine Umgebung gefunden.

Apropos Stufe: Wir sind inmitten des Waldes bei einer runden vierstufigen Pyramide angekommen.
Vier Kreise, die unsere Möglichkeiten definieren, wie mir Kersten darlegt.

„Die Stufen führen entweder hinauf oder hinunter. Dementsprechend stehen wir hier vor dem Glücksrad oder der Todesspirale. Stelle es dir folgendermaßen vor:
Bei deiner Geburt sind deine Möglichkeiten unendlich groß. Du hast alleine die Wahl, welche Entscheidungen du triffst. Natürlich gibt dir dein Umfeld gewisse Hilfestellungen, aber schlussendlich bist du der einzige, der diese Entscheidungen trifft.

Und so wirst du aktiv und produzierst damit Ergebnisse. Diese Ergebnisse formen deine Glaubenssysteme, deine Kredos. Deine Kredos wiederum bestimmen, welche Auswahl du aus deinem unendlichen Potential triffst. Diese Auswahl lässt dich wieder aktiv werden und deine Aktionen bringen wieder Ergebnisse, die wiederum Einfluss auf deine Kredos haben.

Leider vergessen wir mit der Zeit, dass uns zu jedem Zeitpunkt das unendliche Potential des KIVER zur Verfügung steht. Damit haben wir aber den Kontakt zu unserer höheren Instanz unterbrochen und drehen uns im wahrsten Sinn des Wortes im Kreis. Wir verlieren ständig an Geschwindigkeit, Freude und innerer Glut. Der KIVER-Bereich wächst nicht mehr und dreht sich als Todesspirale nach unten.

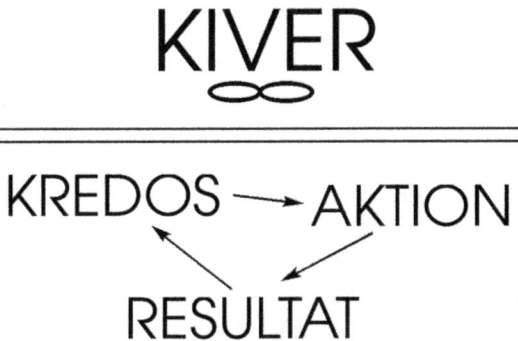

Wir müssen die Verbindung zu unserem KIVER wieder herstellen. Genau dort, wo dein Ich deine Ziele, deine Wünsche, deine erwarteten Ergebnisse bestimmt. Also dort, wo du deine konkreten Resultate formulierst, anhand derer du deine Strategie entwickelst und dann eben Aktionen setzt, dort darfst du nicht kopflos deinen veralteten Gewohnheiten folgen."

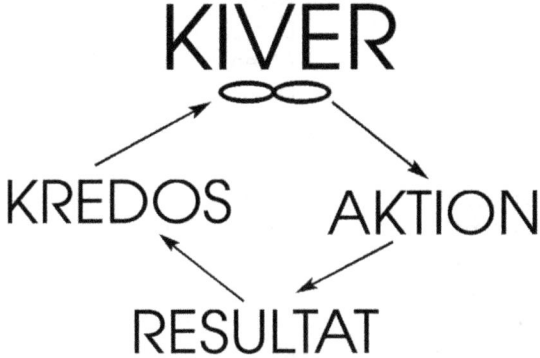

Ich muss ein ziemlich dummes Gesicht gemacht haben, während ich zugehörte. Es war kühl geworden und der Nebel, der aufgezogen war, gab seinen Ausführungen eine richtig theatralische Seite.

‚Beherrsche dich selbst' stand auf einer Tafel bei der Pyramide.
„Im KIVER bedeutet aber Selbstbeherrschung nicht etwa, Dinge nicht zu tun, die man gerne täte. Das wäre eine viel zu einfache und einschränkende Form von Selbstbeherrschung. Die wahre, wirkliche Selbstbeherrschung bezieht sich eben auf das Beherrschen des Selbst; bezieht sich auf das eigene Leben, die Lebensspanne und damit auf die Qualität, die wir unserem Leben geben. Selbstbeherrschung bezieht sich auf die Emotion, die wir Zeit nennen.

Selbstbeherrschung bedeutet also ‚die Zeit beherrschen'! ‚Die Zeit beherrschen' bedeutet KIVER."

„Wie gehe ich mit meiner Zeit um? Wie gebe ich meine Zeit aus? Wie manage ich meine Zeit?"

„Zeitmanagement gibt es nicht. Zeit lässt sich nicht managen. Zeit ist die Maßeinheit für Lebensqualität."

Vor mir also die Pyramide – inzwischen als magisches Symbol.
„Betrachte diese Pyramide aus der Luft. Schau sie dir von oben aus an und du wirst vier konzentrische Kreise sehen. Wo passt jetzt deine Lebenszeit in dieses Bild?

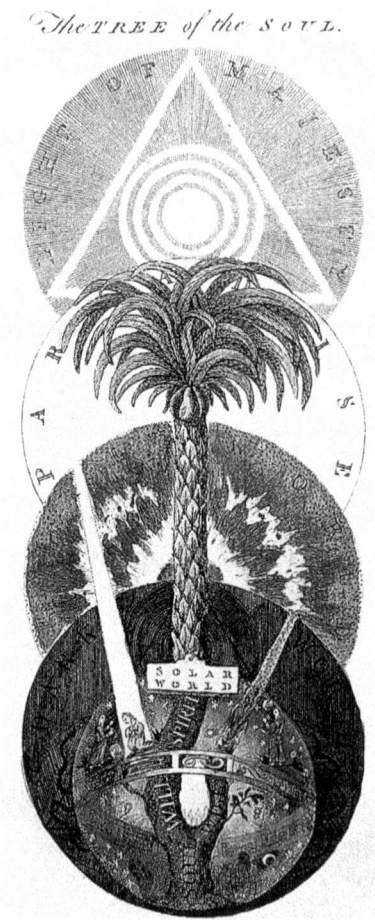

Der Baum der Seele (1764)

Teilen wir deine verfügbare Zeit auf die vier Stufen auf: Der äußerste Kreis, also die niedrigste Stufe, steht für all die Dinge, die in deinem Leben weder wichtig noch dringend sind.
Das sind die Zeiten der künstlichen Ablenkung, der Zerstreuung.
Das ist also die Zeit, wo du planlos im Internet herumsurfst, in irgendwelchen Magazinen blätterst, isst ohne hungrig zu sein oder wo du dich von irgendwelchen TV-Sendungen berieseln lässt.
Auf dieser Stufe tust du die Dinge nur, um von deinem Dauerdruck wegzukommen.
Natürlich ist es ganz und gar nicht schlecht, dem Dauerdruck zu entfliehen, aber die Dauer, also wie viel Zeit du auf dieser niedrigen Stufe verbringst, ist dein Zeiträuber. Stell dir vor, wenn man all die Zeiten zusammenzählte, verbringst du durchschnittlich zwei ganze Stunden jeden Tag auf dieser Stufe. Jeden Tag zwei Stunden! Sonn- und Feiertag sogar noch mehr.

Das ist eine ganze Menge. Wenn du pro Woche nur fünf Tage nimmst, sind das jede Woche 10 Stunden verschwendete Lebenszeit. Das macht in einem Monat 40 Stunden – also eine ganze Arbeitswoche. Siehst du, was ich meine? Diese Zeit für etwas genützt, was dir wirklich wichtig ist, was dich einem deiner Lebensziele näher bringt – und du erlernst jede Sprache, jedes Musikinstrument oder bist mit den Menschen beisammen, für die halt leider momentan die Zeit fehlt …

Diese Tatsache ist mein erstes kostenloses Geschenk an dich. Nütze das Geheimnis des KIVER und du überflügelst schon jetzt deine kühnsten Erwartungen. All das braucht nicht einmal einen zusätzlichen Aufwand, es kostet kein Geld und fühlt sich im ersten Augenblick so ganz, ganz richtig an.

Aber wenn du auch jetzt schon begeistert bist, höre mir weiter zu, denn du hast noch gar nichts gesehen. Betrachte die zweite Stufe, den nächsten Kreis weiter innen. Das ist die Zone, wo all die Dinge sitzen, die für dich dringend, aber wirklich nicht wichtig sind.
Hier trägst du die Last für andere.
Du lässt dich von E-Mails, SMS oder anderen Botschaften in diversen Mailboxen tyrannisieren. Dein Leben ist nach den Plänen anderer ausgerichtet. Vielleicht ist es ja das, was du brauchst, aber wisse, hier liegt viel von deinem magischen Potential brach, das du sofort, ohne jede Verzögerung für dich selbst nützen kannst.

Meine ich damit, du sollst ungefällig sein und niemandem mehr zur Hand gehen? Keineswegs! Aber nur DU selbst kannst darauf achten, dass du dein Lebensziel auch wirklich erreichst.

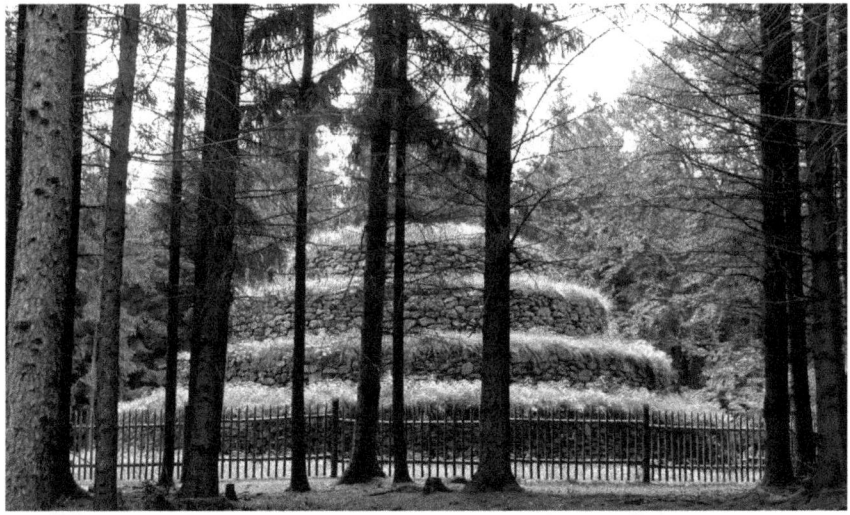

Steinpyramide bei Schloss Rosenau

Finde daher immer ZUERST heraus, was du eigentlich durch dein Tun erreichen willst. Dann steht es dir natürlich immer frei, zu tun und zu lassen, was immer du möchtest. Aber es ist dann eben deine eigene Entscheidung und das ist hier ein riesiger Unterschied.

Als nächstes kommen wir zu einer wunderschönen Stufe, nämlich zu dem Bereich, der unserer Gesellschaft so wichtig ist. Es ist die Zone, in der all die Dinge blühen, die ‚dringend' und ‚wichtig' sind. Es ist deine Stress-Stufe. Es ist die Stufe mit dem meisten Ansehen. Es ist dort, wo du all die bedeutungsvollen Tätigkeiten ausübst. Es ist die Stufe der Überkommunikation mit ständiger Erreichbarkeit, der Überinformation, der wahnsinnig wichtigen Meetings, Besprechungen, Handlungen oder deiner Superdeals.

Auf dieser Stufe zerstörst du deine Gesundheit.

Und warum sind die Dinge ‚dringend' und ‚wichtig'?
Ganz einfach, weil du sie nicht erledigt hast, als sie noch NUR ‚wichtig' waren. Deshalb sind sie auch ‚dringend' geworden.

Und warum hast du sie nicht erledigt, als sie nur wichtig waren?
Weil du nicht erkennst, wann dir eine Sache wirklich wichtig ist. Oder vielleicht hätte es dir zu viel Spaß gemacht, und deshalb hast du es dir nicht erlaubt. Oder aber, und das ist sogar das Wahrscheinlichste, du hast es einfach nicht eingeplant. Du bist schon so daran gewöhnt in Reaktion zu leben, dass du gar nicht bemerkst, wenn die wirklich wichtigen Dinge deine Aufmerksamkeit benötigen.

Auf dieser Stress-Stufe durch gute Planung eine Entspannung herbeizuführen ist absolut zwingend! Dein Körper ist für diese Überbelastung nicht gebaut. Er hält es so nicht mehr lange aus.

Zu guter Letzt haben wir im Zentrum die höchste Stufe deiner Zeit – deinen ‚Inneren Magischen Platz'. Das ist der Bereich, wo deine Musik spielt. Hier tust du das, was wirklich wichtig für dich ist und sonst nichts. So erschreckend es vielleicht klingt, aber hier verbringen die Menschen durchschnittlich weniger als 10 % ihrer Zeit. Das ist entsetzlich. Stell dir vor, mehr als 90 % ohne innere Glut!

Du hast die Chance, durch KIVER deinen Inneren Magischen Platz zu erreichen. Du wirst sehr gut werden und sobald du Gefallen daran gefunden hast, wirst du mindestens drei Viertel deiner Zeit in deinem Zentrum ruhend verbringen. Das ist das Geheimnis des KIVER.

In sich ruhen, sich der eigenen Bestimmung annähern. Die eigene Lebensvision leben.

Ich gehe natürlich davon aus, dass du längst deine Lebensvision bestimmt hast. Ich gehe davon aus, dass du ohne diese Selbsterkenntnis nicht hierher zu der Pyramide gekommen wärst.
Solltest du jedoch ohne deine Ultimative Lebensvision hier erschienen sein, gehe sofort zurück. Jetzt! Es hat keinen Sinn weiter zu machen, wenn du nicht weißt, wo deine wirkliche Bestimmung in diesem Leben liegt.

KIVER hat die Kraft, deine Lebenszeit mit deinem Inneren Magischen Platz verschmelzen zu lassen. Das Einzige, was du dafür tun musst, ist, zu bestimmen, wo du eigentlich hin willst. Das ist mein Angebot. Nütze es oder lass es bleiben. Aber weine nie wieder wegen angeblich fehlender Zeit. Du hast genug Zeit. Aber du musst die Qualität deiner Zeit aktiv beeinflussen und um deinen Inneren Magischen Platz kämpfen."

„Kersten, das ist ja alles schön und gut. Die Sache ist nur die, ich muss ja auch etwas arbeiten. Da kann ich mir die Zeit nicht so einteilen, wie ich gerne möchte. Ich muss immerhin Rechnungen bezahlen, meine Familie ernähren…"

Er unterbrach mich: „Eine tolle Arbeit, die dich zwingt, an deinem Lebensziel zu scheitern. Eine tolle Arbeit, die dich zwingt, deine Lebenszeit einfach zu verschwenden.

Wenn du wirklich keine Zeit für die wirklich wichtigen Dinge in deinem Leben hast, dann hast du entweder ganz, ganz lausige Visionen, die dich nicht innerlich glühen lassen, oder du hast dir keinen intelligenten Plan zurecht gelegt, wie du deine Träume leben kannst.

Was ist der Unterschied in deinem Leben zwischen Spaß und Arbeit. Ganz sicherlich nicht der Aufwand, die Energie oder das Geld, das du dafür aufwendest. Es ist ausschließlich die Bedeutung, die du der verlebten Zeit gibst. Es ist die Welt deiner Geister, die du zur Beurteilung deiner Tätigkeiten heranziehst. Es liegt an dir allein. Nur du bestimmst, ob du dich weiterhin quälen möchtest oder ob du ab jetzt zum Arbeiten aufhörst, weil dir alles einfach Spaß machen kann. Verstehst du, was ich sagen möchte?"

„Ich zögerte, nickte aber dennoch zustimmend. Irgendwie merkte ich, dass es sehr wichtige und entscheidende Dinge waren, die mir Kersten da eben gesagt hat. Wenn ich sie beherzige, hat das in meinem Leben sofort eine positive Auswirkung. Stark! Aber ich musste mir etwas Zeit nehmen, um das Ganze zu verdauen.

Ich ging auch wieder zurück zu meiner Ultimativen Vision und überarbeitete sie neuerlich. Das gab mir sofort ein wirklich gutes Gefühl. Diese Lebensvision verfügt auch heute noch, jedes Mal, über eine unglaublich große Kraft. Sie ist zu meinem inneren Brennstab geworden, der meinem Leben an jedem Ort und zu jedem Zeitpunkt einen Sinn gibt.

Ich blättere in meinem geheimnisvollen Buch. Woher stammt diese Pyramide? Wer hat sie dort errichtet? Wie kommt es, dass ich sie auf einmal sogar aus der Luft beobachten kann? Ist es ein Traum? Ist es ein magisches Ritual, was da gerade abläuft?
In einem Traum kann ich alle Dinge erschaffen, die ich benötige. Jeder von uns kann träumen, was er oder sie möchte. Wenn wir zum Beispiel jemanden brauchen, der uns Schaden zufügt, können wir diesen Schaden sofort, ganz real erscheinend manifestieren. Wenn wir mit einem schnittigen Ferrari herum brausen möchten und in einem Märchenschloss wohnen wollen, können wir dies natürlich auch tun.
Alles was wir auf emotionaler Ebene glauben zu brauchen, erschaffen wir uns in unseren Träumen. Solange wir träumen, ist auch alles zweifellos ganz ‚echt'. Dennoch, wenn wir aufgewacht sind, fragen wir normalerweise nicht: „Wo ist denn mein Schloss geblieben?"

Entsprechend liegt offensichtlich die Kraft des KIVER in der hohen Kunst der Manifestation. Eine Kunst, die zum Beispiel die alten Alchemisten großartig beherrschen.
Heute werden diese – völlig zu Unrecht – etwas gering geschätzt. Wenn wir Alchemie hören, denken wir meist automatisch an alte, verrückte Männer mit großen Hüten, die irgendwelche dampfende Giftsuppen kochen. Dabei waren diese ganz sicherlich die ersten, die das Geheimnis des KIVER kannten und auch konsequent anwandten. Sie waren immer bestrebt, die Menschheit auf eine höhere Ebene zu bringen. Um Frieden, Sicherheit und Reichtum zu schaffen, hielten sie sich offensichtlich auch an die Regeln:

K -   Konkretisieren
I -   Intensivieren
VER - Verwirklichen.

Also die Gangart der Wegbereiter:
1.) Sie wussten, ganz genau, was sie erreichen wollten und auch WARUM sie das erreichen wollten.
2.) Somit konnten sie eine intelligente Strategie entwickeln.
3.) Die Alten schufen sich einen sinnvollen Aktionsplan, der ihnen sagte, was sie tun sollten und woran sie erkennen wollten, dass sie sich an ihr gestecktes Ziel annäherten. Daraus ergab sich dann der Weg, den sie in die Tat umsetzen mussten.
Jetzt entschied sich die Geschichte: Sie mussten
4.) ihre Resultate betrachten und vor allem erkennen, ob es die sind, die sie ihrem gesteckten Ziel (ihrer Ultimativen Vision) näher brachten. Wenn sie sich nämlich nicht ihrem Ziel annäherten, war selbstverständlich jeder andere Weg besser, als der soeben gegangene. Weil von diesem Weg wussten sie ja, dass er nicht funktioniert. Das heißt, sie brauchten
5.) Durchhaltevermögen und Flexibilität, bis sie angekommen waren.

Haben die Alten ihr Ziel erreicht? Eigentlich schon. Sie wollten ja vor allem den Kreis der Gewalt durchbrechen. Sie akzeptierten nicht, dass der einzige Weg, um reich zu werden, war, die Reichen zu töten und ihnen all ihr Gold wegzunehmen. Sie formulierten also

K —   Reichtum und Wohlstand
I —   das eigene Leben friedvoll zu genießen.
VER — Gold kochen.

So gesehen haben sie ihr Ziel durchaus erreicht. Natürlich haben sie nicht wirklich Gold gekocht. Aber das, wofür Gold steht, also den Wert, den es für die Menschen darstellen konnte, all das ist auf die alten Alchemisten zurückzuführen. Unsere modernen Naturwissenschaften, Meteorologie, Medizin, Physik, Chemie bis zu Pharmazie ist alles ein Resultat der alten Goldkocher.

Vielleicht spürt man gerade hier bei der Pyramide, beim Schloss Rosenau im Waldviertel diese Kraft. Möglich, dass es auch etwas damit zu tun hat, dass sich ganz in der Nähe ein anderes Alchemistenschloss befindet. Schloss Greillenstein, wo Graf Johann Ferdinand II sein Laboratorium hatte und angeblich über zehn Mal künstliches Leben erschaffen haben soll. Diese ‚Homunculi' wurden sogar von Graf Thun, selbst ein aktiver Alchemist gesehen, bestätigt und bewundert.

Wieso kannten diese das Geheimnis des KIVER? Ein erfahrener Geisterjäger hat einmal gesagt, dass sich der magische Gehalt einer Gegend über den Grad der Geheimhaltung definiert. Dieses Geheimnis wird aber, wie man sieht, am besten dadurch bewahrt, dass es veröffentlicht wird. Es war immer so und wird immer so sein.

Nur wer KIVER selbst ausprobiert, wird den Nutzen erkennen. Alle anderen werden vielleicht darüber reden und dabei das Geheimnis des KIVER niemals erfahren.

Ich blätterte in meinem Buch weiter und las interessiert, dass ich einen Traum hatte. Ich las:
… In dieser Nacht träumte ich, ich wäre unterwegs und würde an der Verwirklichung meines Lebenszieles arbeiten. Ich bin dabei mit einem Fahrzeug unterwegs, das angetrieben von den eigenen KIVER-Kategorien äußerst unruhig auf meiner Straße zum Glück fuhr…

KIVER-Kategorien, ja natürlich! Ich habe zwar meine Lebensvision konkretisiert, diese Vision auch durch ein Ultimatives Warum intensiviert, aber noch keinen Schritt unternommen, um es zu VERwirklichen.

In welchen Bereichen könnte ich es denn überhaupt verwirklichen?
Nun, Wachstum ist das Prinzip des Lebens. Was nicht mehr wächst, hat aufgehört zu leben.
Das gilt in der Natur genauso wie in jedem menschlichen Bereich. Eine Beziehung, die nicht mehr wächst, hat begonnen zu sterben. Eine Fertigkeit, die kein Wachstumspotential mehr hat, hat begonnen zu sterben. Das bedeutet, ich muss die Bereiche in meinem Leben definieren, in denen ich kontinuierlich wachsen möchte. Die Bereiche, auf die ich regelmäßig mein Augenmerk lenken werde, damit ich sicher sein kann, dass ich nichts übersehe. Damit mein Leben komplett ist, damit ich vollständig, damit ich glücklich bin. Damit mein Leben die Qualität aufweist, die ich mir schuldig bin.

Ich teile also meine Welt irgendwie in zwei Bereiche:
1. mein persönliches Leben
2. mein professionelles Leben

Ich denke unweigerlich an das Asiatische Prinzip des Kaizen oder Shabumi. Dieses Prinzip ist schwer zu übersetzen, weil wir in unserer Kultur einfach nichts damit am Hut haben. Am ehesten kann man es vielleicht mit „Kontinuierlicher Immerwährender Verbesserung" übersetzen.

K - ontinuierliche

I - mmerwährende

VER - besserung

Wenn ich also jeden Tag eine Sache, eine Fertigkeit oder einen Bereich um nur ein Prozent verbessere, wachsen lasse, wo bin ich dann in diesem Bereich nach einem Jahr? Wenn ich wirklich jeden Tag dieses eine Prozent wachse, dann sind das nach einem Jahr nicht etwa 365 Prozent, da sich ja das eine Prozent immer von der neuen Gesamtheit berechnet – Zinseszins und so weiter. Das Ergebnis ist gigantisch und in Wahrheit zunächst unvorstellbar.

Das bedeutet für mich, dass ich Kategorien haben muss, um deren Wachstum ich mich jeden Tag sorgen werde. Laut Kersten braucht jeder Mensch mindestens sechs KIVER-Kategorien:

EMOTIONEN

FAMILIE

SPIRITUELLE ENTWICKLUNG

KÖRPER

FINANZEN

KARRIERE

‚Karriere' werde ich noch etwas unterteilen müssen, damit sich meine professionellen Kategorien des Kontinuierlichen, Immerwährenden Wachstums komplett anfühlen.

Wenn ich mich mindestens einmal jede Woche auf jene Bereiche konzentriere, die unbedingt kontinuierlich wachsen sollen, habe ich jedenfalls gesichert, dass ich in meinem Leben meine Richtung beibehalte.

„Nimm dir für diese Sache alle Zeit, die du benötigst. Das ist der Schritt, der entscheidet, ob du dein KIVER nützt und das Leben deiner Träume lebst, oder aber, ob du mit dem Wissen scheiterst, dass du alle Möglichkeiten gehabt hättest, aber nichts daraus gemacht hast.

Konkretisiere alle deine KIVER-Kategorien, indem du einen spannenden Namen für diese Kategorie findest. Diese Namen werden dir die Kraft geben, dass dein Wachstum in diesen Bereichen für deine Geister interessant genug ist. Schon der Name einer Kategorie – also der Name deiner Mission – muss Teil deiner Persönlichkeit werden.
Es sind das deine wichtigsten magischen Wünsche.
Konkretisiere sie also.
Intensiviere sie, damit deine Geister dir die Arbeit abnehmen können.
Und dann finde Charaktere, also Rollen, die dir die Verwirklichung mit der notwendigen Freude aufladen.

Niemand sieht sich zum Beispiel gerne als Verkäufer. Wenn du allerdings in dir nicht einen ‚Verkäufer', sondern einen ‚Rettenden Engel' siehst, der diese Welt eine kleine Spur sicherer / besser / heller / freundlicher / interessanter … macht', dann wirst du als Verkäufer nicht nur deutlich mehr Spaß haben, sondern er wird auch viel erfolgreicher unterwegs sein.

Mach deine Kategorien jetzt."

EMOTIONEN
Beispiel: Geist erhellen – Herz erwärmen

K
Beispiel: soviel wie möglich von den schönen, wahren und guten Dingen im Leben und an meinen Mitmenschen entdecken; Gott zum Lachen bringen; das Licht weiter tragen

I
Beispiel: Zufriedenheit genießen; Das Richtige tun; Dankbarkeit dem Leben gegenüber empfinden; etwas gelernt haben

WAHRE IDENTITÄT
Beispiel: fröhliches Kind, Prophet, Musikmann, Quelle von Spaß und Freude, Weltbewohner, Friedensstratege, Quelle für Idee und Zivilcourage

FAMILIE

Beispiel: glückliche Familie

K

Beispiel: Glut! Kraft und Energiequelle; Vorbild und Richtung; Schutz; Vertrauter; Freund; Lebensleiter!

I

Beispiel: das Licht an die Enkelkinder übergeben; die Welt verändern

WAHRE IDENTITÄT

Beispiel: liebevoller Partner; Freund; Vertrauter; guter Vater; kreative Energiequelle; Vorbild; starke Stütze und Hilfe

SPIRITUELLE ENTWICKLUNG

Beispiel: Lebensgeheimnis

K

Beispiel: den Sinn spüren, berühren, verstehen; Wege bereiten und an die Kinder weitergeben

I

Beispiel: meine zentrale Lebensaufgabe

WAHRE IDENTITÄT

Beispiel: Lichtträger, gebündelte Kraft, friedvoller Krieger, Wächter des Codex und Kraft für das Gute

KÖRPER

Beispiel: Gesundheit und Fitness

K

Beispiel: vitaler Gesundheitsprotz, Energiequelle, naturverbundenes Lachen, in Balance, glücklich

I

Beispiel: hohes Alter, um mit meinen Kindern und Enkelkindern spielen zu können!

WAHRE IDENTITÄT

Beispiel: Fan des Lebens, strahlender Tempel, Magier, Gesundheitsprotz, Energievorbild

FINANZEN

Beispiel: Finanzexperte

K

Beispiel: einen neuen friedlichen Umgang mit Geld für diese Welt; Reichtum und Wohlstand für mich und die Meinen; genießen; neuen Wirtschafts-Trend auslösen

I

Beispiel: ich habe im Geld einen Verbündeten, ich kann, will und muss ihn nützen

WAHRE IDENTITÄT

Beispiel: Wirtschaftsalchemist; intelligentester Marktentwickler; Potential-Magier

KARRIERE

Beispiel: Weltklasse Spitzenleistungs- und Lösungsexperte

K

Beispiel: Die Welt ein wenig besser machen; Frieden und Sicherheit im Leben der Einzelnen, Völker verbindend wirken

I

Beispiel: Die Zukunft dieser Planeten hängt davon ab, dass Personen als Krieger des Lichts aktiv werden.

WAHRE IDENTITÄT

Beispiel: Jediritter, König der Könige, Ideenmeister, Meisterregisseur des Guten, Entdecker der besten Seiten, Superhirn, Joker

- 29 -

„Du lässt dich gehen. Die Geister haben es mit dir viel zu leicht!" Kersten begann seine Unterweisung wie üblich mit einer Beleidigung. „Jede noch so kleine Begebenheit hat mehr Einfluss auf deine Stimmung als du selbst! Deine Stimmung, die dein wichtigstes Gut, dein Heiligtum ist, die du mit allen verfügbaren Kräften schützen und pflegen solltest, lässt du frevelhaft im Stich!"

Er begann sich fast richtig aufzuregen:

„Deine Stimmung ist es aber, die über deine Geister regiert. Sie hat sicherlich mehr mit Erfolg oder Fehlschlag jedes deiner Unternehmen zu tun als irgendetwas sonst... mehr als Arbeitskraft, Intelligenz, Scharfsinn und Fleiß. Deine vorherrschende Stimmung zieht deine Geister an wie ein Magnet. Und dennoch überlässt du sie irgendwelchen Zufallsgeistern, die gerade deinen Weg kreuzen.
‚Hallo, da lobt mich ja einer – ich darf mich daher so verdammt gut fühlen. Aber nein, gestern hat mich niemand gelobt – ich darf mich doch nicht gut fühlen ...'"

Ich hasste ihn, wenn er so sarkastisch wurde.

„Und direkt unter deiner Nase sitzen sie, die Friedensgeister, und hoffen nur darauf, dass du sie endlich einmal ansprichst und zuhörst, was sie dir zu sagen haben. Aber nein, alles ist dir wichtiger als deine vorherrschende Stimmung. Bevor du dich das nächste Mal einem parlamentarischen Interpellationsmodus, der Versorgung Dritter-Welt-Länder mit Wollsocken, dem Sammeln von Staniol, Briefmarken oder Zahnbürsten aus der Zeit der Karolinger, dem Jagen nach einer neuen Zeckenart unter dem Schwanz des indischen Elefanten widmest, frage dich, ob du nicht einen kleinen Teil deines Lebens versuchsweise hinzufügen möchtest, nämlich das Lernen – um zu erlernen, deine vorherrschende Stimmung stabil zu halten.

Höre dir doch einmal selbst zu. Da scheint für dich die Sonne – und du fühlst dich wunderbar. Dir wird bewusst, wie gut es dir geht, und du möchtest sofort eine Garantie dafür, dass es dir immer so gut geht. Dabei fällt dir gar nicht auf, dass diese Stimmung nur in dir und ‚hausgemacht' ist. Du brauchst gar keine Wunderwurzel. Du kannst selbst deine Wunderwurzel sein. Statt an so etwas zu kauen oder zu reiben, rufe deine Friedensgeister und damit wunderbare Stimmungen.

Du kannst dich in ein und derselben Umgebung einmal toll und einmal fürchterlich fühlen. Den Unterschied machen die Dinge, auf die du dich konzentrierst. Geht es jemandem schlecht, fühlst du dich gleich deswegen lausig. Meinst du, es nützt irgendwem, wenn du es dir seinetwegen schlecht gehen lässt? Aber das ist ja auch egal. Der Punkt hier ist, dass du glaubst, die Geister würden zufällig zu dir kommen. Du träumst oder unterhältst dich mit deinen Geistern, und das alles MUSS deine Stimmung beeinflussen.

Niemand und nichts hat Macht über deine Stimmung, wenn du es nicht zulässt!

Aber so ist es nun einmal. Du möchtest Kriegsgeister wegschicken, die noch gar nicht da sind, und lockst sie damit nur heran. Du möchtest sie wegschicken und hältst sie damit noch mehr fest.

Verstehst du, was ich sagen will? Probier zum Beispiel, jetzt NICHT an rosa Hunde zu denken …

Denke jetzt NICHT an einen goldenen Elefanten …

Denke jetzt NICHT an eine Auseinandersetzung mit deinem Lieblingsfeind …

Denke jetzt NICHT an das Schlimmste, das dir an einem Tag widerfahren könnte …

Denke jetzt NICHT daran, wie du dich das letzte Mal vor lauter Bauchschmerzen gekrümmt hast …"

Er lachte laut, so als hätte er gerade den besten Witz aller Zeiten gemacht.

„Das muss ja in die Hose gehen! Kaum denkst du, was du alles NICHT haben möchtest – karawumm!!! – da ist es auch schon und hält dich gefangen. Wenn du beim Autofahren nur auf die Felsen neben der Straße schaust, wirst du auch schon in der Felswand kleben.

Dabei ist es ja ganz einfach: Beginnst du zum Beispiel, NICHT an dein Pech zu denken, ergreift es zwar sofort von dir Besitz, aber du vergisst darüber deine Bauchschmerzen. Denkst du nicht an die Bauchschmerzen, vergisst du deinen Lieblingsfeind. Und so weiter.

Alle diese netten Kriegsgeister werden zu richtigen kleinen Monstern, vor denen du allerdings nicht davonlaufen kannst, weil du sie so krampfhaft festhältst. Jetzt wäre es gut, sich an einen Friedensgeist zu erinnern, aber es fällt dir keiner ein.

Ja, vielleicht denkst du, es wäre jetzt schön, so im Gras zu liegen, aber wie du dich da genau gefühlt hast, das hast du vergessen. Du hast vergessen, das Rufen der Friedensgeister zu trainieren. Viele tausend Male hast du schrecklichste Monster in deiner Vorstellung gerufen. Du hast die Schmerzen und deine Machtlosigkeit geprobt und bist sehr gut in diesen Stimmungen geworden. Dass du deine Zufriedenheit auch trainieren musst, das hast du vergessen."

„Das ist aber bedeutend leichter gesagt als getan, ‚Zufriedenheit trainieren'. Das Monster ‚Stress' ist wirklich übermächtig. Ich glaube, Sie machen sich da keine Vorstellung davon, wie mächtig dieses Monster ist."

„Das ist richtig! Ich mache mir keine Vorstellung davon. Ich denke gar nicht daran. Das ist nicht meine Sache. Du bist so wichtig und so gestresst. Wozu also sollte ich mich damit kaputt machen? Du beschäftigst dich ja hoffentlich auch nicht mit den Problemen deines Briefträgers." Er musterte mich mit unverhohlenem Spott. „Allerdings eine Wette würde ich diesbezüglich nicht eingehen."

„Wie gehe ich also an dieses Monster, an meinen Stress, heran?" fragte ich entnervt.

„Du musst deinen Feind, das Monster, kennen, bevor du etwas unternehmen kannst. So wie jeder Geist, existiert auch dieses Monster nur in dir. Bevor du mit ihm Kontakt hattest, war dein Kopf voller Friedensgeister. Du hast deine Laufbahn als Regisseur mit Leidenschaft und großen Erwartungen begonnen.

Du hattest eine Vision und hast diese Vision dort geortet, wo Glück und Glücklichsein zu Hause sind. Mit dem Bild des Dschungels vor Augen, wo Abenteuer und Fröhlichsein regieren, wo unterschiedliche Tierarten friedlich nebeneinander leben, wo es genug zu essen gibt und du dich wohl fühlst.

Du wusstest, dir würde es nicht passieren, dass das Dach deiner Hütte undicht werden würde, dass es zu Auseinandersetzungen mit der Berufswelt und mit deiner Familie kommen würde. Und wenn doch, so warst du dir sicher, dass du die Zügel nicht aus der Hand geben würdest. – Nein, du nicht! Und hättest du anders darüber gedacht, so hättest du diesen Dschungel gar nicht erst betreten.

Die Welt als Monster kanntest du zu diesem Zeitpunkt noch nicht. Berufserfahrung war noch keine vorhanden. Du hattest keine Ahnung, wie der Alltag im Dschungel aussehen würde, welche Kriegsgeister auf dich zukommen könnten, und die Geschichten, die man sich am Lagerfeuer darüber erzählt hat, darüber, wie hart das Leben und Überleben in diesem Dschungel wäre, hast du alle in die Welt der Fabeln verbannt.

Im Laufe der Zeit hat deine Erfahrung natürlich zugenommen. Die Geister, die du an deinem Arbeitsplatz getroffen hast, haben dir erklärt, wie dein Beruf ‚wirklich' ist. Und weil du dem nichts entgegensetzt, glaubst du ihnen. Das, worüber sie dir aber berichtet haben, war nichts anderes als ihre eigene Geschichte der Kriegsgeister, Ängste und Probleme.

Manches glaubtest du schneller, anderes dauerte etwas länger (Du hast beispielsweise dem Faktum weniger Bedeutung beigemessen, dass Kolleginnen und Kollegen mehr Glück in der Karriere, im Berufsalltag, usw. hatten als du selbst. Oder, es war eben Pech, dass nicht genügend Menschen deine Pläne unterstützten, usw.).

Und dann hast du den nächsten Fehler gemacht, wie so viele vor dir schon, und wie ihn noch viele nach dir machen werden: Du ‚hast erkannt', dass du Abstriche von deinem Idealbild machen musst. ‚Die Realität sieht eben anders aus.'

An allen Ecken und Enden wurdest du mit den Kriegsgeistern deines Berufes konfrontiert, und diese Geister waren so anders, als du sie dir vorgestellt hast. Es war nicht das undichte Dach deiner Hütte, das dir Schwierigkeiten bereitete, sondern es waren die vielen kleinen Zeichen des Dschungels, die dir sagten: ‚Nein, hier lassen wir dich nicht herein.'

Jede Pflanze brannte auf der Haut, überall Moskitos, deren Stiche so unendlich juckten, und auf Schritt und Tritt musste man sich vor Giftschlangen, Spinnen und Fallgruben schützen. Du wolltest natürlich alle diese Kriegsgeister wegschicken und hast sie genau dadurch festgehalten. Sie wurden immer mächtiger und verstellten dir immer mehr die Sicht auf deine Friedensgeister. In deiner Welt gab es nur mehr Dinge, die du nicht wolltest. Deine Friedensgeister hast du vergessen. Du hast sie einfach im Stich gelassen.

Und dann hast du dich in deinem jugendlichen Überschwang aufgerafft und wolltest alles verändern. ‚Wir dürfen uns das NICHT gefallen lassen.', ‚Darüber werden wir doch sicher NICHT streiten.', ‚Das wird doch NICHT so bleiben.' usw.

Und der eine Kollege hat nur geantwortet: ‚Warte nur, bis du ein paar Jahre hier bist …!'
Die andere Kollegin meinte lakonisch: ‚Du verbrauchst zuviel Energie. So wirst du den Dschungel nie überstehen.'

Die Kriegsgeister wurden mit deiner Berufserfahrung immer stärker und deine Leidenschaft nahm ab. Du wolltest es zuerst gar nicht wahrhaben und hast geglaubt, dass du, wenn du erst einmal genügend Erfahrung hättest, die Situation schon meistern würdest. Und so hast du dir alle Schauermärchen und Schreckensgeschichten angehört und angesehen. Aber wer den ganzen Tag nur mit Problemen konfrontiert ist, kommt zum Schluss, dass Berufserfahrung ‚Erfahrung mit Problemen' bedeutet.

Das wirkte sich besonders auf die in dir vorherrschende Stimmung aus – das Monster war geboren. Wenn du nämlich erst einmal zum Schluss gekommen bist, dass deine Friedensgeister dich belogen haben, hältst du alles für möglich. Du formulierst ein neues Bild deiner Realität (gestützt auf die einschränkenden Kredos und Harmonie-Konflikte), das nicht nur falsch sondern auch ziemlich destruktiv ist. In dieser Welt warst du nicht mehr der strahlende Sieger sondern ein machtloses Etwas, das vom Jobmonster herumgestupst wurde.

Was war passiert? Hat eine unheimliche Macht von dir Besitz ergriffen?

Erinnere dich: Jeden Moment unseres Lebens richten wir unsere Aufmerksamkeit darauf, was uns am Realsten erscheint. Und real erschienen für dich eben die Kriegsgeister, die negativen Gefühle. Deine Motivation, deine Leidenschaft und deine Friedensgeister sind regelrecht in einen Tiefschlaf gefallen. Sie warten dennoch darauf, dass du sie wieder zum Leben erweckst. Nur, ohne Leidenschaft wirst du nie die Kraft haben, die Geister zu rufen, die du möchtest.

Was kannst du also jetzt tun, um das Ruder herumzureißen?

Du musst das Gefühl der absoluten Notwendigkeit entwickeln, dein Leben glücklich und zufrieden zu leben. Wie viele Menschen möchten etwas verändern und tun es nicht. Wie viele Menschen wissen vielleicht, was sie verändern wollen, und tun es trotzdem nicht.

Es ist nicht genug zu wissen, was einem nicht passt. Wir müssen den Wunsch, wir müssen einen magischen Wunsch in uns zulassen, der so stark werden muss, dass wir beginnen, aktiv zu werden. Deine beste Idee ist wertlos, wenn du sie nicht in die Tat umsetzt. Daran scheitern die Menschen. Sie wünschen sich so vieles, ohne in ihren Wünschen eine absolute Notwendigkeit für die eigene Welt zu sehen. Das muss in Lethargie enden.

Manche Menschen sind schon längst tot, bevor sie tatsächlich das Zeitliche segnen. Und dabei ist es gar nicht leicht, ständig das Bitten und Flehen der Friedensgeister mit dem Kettengerassel der Kriegsgeister zu übertönen.

Jedes dieser unangenehmen Gefühle ist ein Aufschrei, endlich aktiv zu werden. Höre auf deine Gefühle und auf die Botschaft, die dir diese Gefühle übermitteln wollen."

Ich war leicht überfordert und sah Gedankenbilder an meinem geistigen Auge vorüberziehen.

Was? All die Situationen, die mich täglich quälten! Alles meine Schuld? Ich soll der sein, der verabsäumt hat, aktiv zu werden?

„Es ist ganz einfach. Du erkennst, ob du die Sache richtig siehst, wenn du das Gefühl mit Dankbarkeit annimmst, wenn du dich nicht in deiner Frustration und in deiner Verletzung gehen lässt und wenn du dieses Gefühl als das annimmst, was es ist: dein Freund, dein Verbündeter.

- 30 -

Wir saßen schweigend auf einem Baumstamm und hörten dem Summen der Insekten zu. Die Nachmittagssonne stand auf einem fast wolkenlosen Himmel und tauchte die Gegend in ein strahlendes Gold. Ich hatte in meinem Tagebuch nochmals meine neuen Gedanken geordnet und war mit mir und der Welt zufrieden. Kersten war weit weg, wenngleich sich sein Körper nicht mehr als drei Meter neben mir befand. Er fixierte einen Punkt am Horizont. Irgendetwas beobachtete er dort mit großem Interesse. Nur was? Ich konnte beim besten Willen nichts Ungewöhnliches erkennen. Was interessierte ihn so?
Dieser alte Mann schaffte es sogar, mir dann Rätsel aufzugeben, wenn er mir keine aufgab.
Ich kniff die Augen zusammen. Vielleicht war ein Vogel oder ein anderes Tier zu beobachten. Nichts!
Etwa eine halbe Stunde konnte ich mich noch zurückhalten, dann siegte meine Neugier:

„Sagen Sie, was beobachten Sie so konzentriert?"

„Das Gewitter. Heute Nacht wird es ein starkes Gewitter geben."

„Und das kann man jetzt beobachten?" Der Himmel an der besagten Stelle unterschied sich in meinen Augen durch nichts vom restlichen Himmel.

„Schon den ganzen Tag über braut sich da hinten ein zorniges Wetter zusammen."

Ich war sicher, jetzt übertrieb Kersten. Er nützte einfach aus, dass ich ihm vieles glaubte. Aber eben nur vieles und nicht alles.

„Woran bemerken Sie dieses Gewitter?" Ich war gespannt, wie er das Thema wechseln würde.

„Die Luft ist dort trüber, und wenn du genau schaust, überlagern sich die kleinen Wolken. Da werden sich in den nächsten Stunden richtige Türme entwickeln. Schau dir auch die oberen Ränder genau an. Die sind schon so hoch und vereist. Das hält noch kurze Zeit, aber der Wind wird stärker …"

„Aber es ist doch windstill!"

„Ist es das? Und was bewegt dann die Wolken dort hinten?"

„Ich kann keine Bewegung erkennen."

„Um das Wetter zu beobachten, brauchst du Muße und Ausdauer. Zumindest, wenn du das Wetter einigermaßen richtig vorhersagen möchtest. Wir leben in einer Zeit, in der scheinbar alles plötzlich geschieht. Ein Gewitter bricht plötzlich herein, dein Kind bringt plötzlich schlechte Noten nach Hause, wir haben plötzlich kein Geld mehr, die Frau rennt davon, wir haben gesundheitliche Probleme und so weiter.

Liegt diese Plötzlichkeit, in der der Mensch von einem Unwetter überrascht wird, nicht einfach darin, dass er die vorhergehende Wetterentwicklung nicht beobachtet hat?
Wenn im Herbst eine reife Kastanie vom Baum fällt, so geschieht dies auch mit einer gewissen Plötzlichkeit. Trotzdem würde es niemandem einfallen zu behaupten, die Kastanie wäre nicht auch schon da gewesen, bevor sie heruntergefallen ist. Wir wissen, dass sie im Frühling geblüht und einen ganzen Sommer gebraucht hatte, um reif zu werden. Dann erst, als Abschluss der Entwicklung, fällt sie aus ihrer Schale.

Wenn auch ein Gewitter nicht ein halbes Jahr benötigt, bis es das erste Mal blitzt, so braucht es doch mehrere Stunden, bis es aufgebaut ist.

Was dem Menschen auffällt, ist meist erst die Endphase. Die Folge ist, dass ihn das ‚Unwetter' plötzlich und unvorbereitet trifft. Und dann verliert er den Kopf und sucht verzweifelt nach Patentlösungen und Wunderheilungen. Und weil er sie sich so dringend wünscht, glaubt er jeden Unfug. ‚Japanisch in zwei Stunden', ‚Erfolgreich durch die richtige Zahnpasta', ‚Die Heilkraft im Klopapier' – alles Unfug!

Alles Gute und alles weniger Gute hat seine Geschichte. Das solltest du bedenken, wenn du deine Situation betrachtest. Im Besonderen meine ich damit deine produzierten Ergebnisse. Ungewollte Ergebnisse weisen daraufhin, dass schon einige Zeit einiges schief gelaufen ist. Und genauso müsst ihr vieles richtig machen, und das eine gewisse Zeit lang, bis sich die Verbesserung in den Ergebnissen niederschlägt.
Das Zauberwort heißt hier Konzentration. Konzentration auf den magischen Wunsch. Dabei unterscheide ich zwischen punktgenauer Konzentration und langfristiger Konzentration. Wichtiger ist natürlich langfristige Konzentration. Du kannst auch Konsequenz oder Kontinuität dazu sagen. Es ist das ständige Annähern an einen Idealzustand, an dein KIVER. Eine kontinuierliche, immerwährende Verbesserung, die wirklich niemals enden darf.

Stell dir doch einmal vor, du verbesserst irgendeinen Bereich deines Lebens jeden Tag um nur ein Prozent. Ein Prozent Verbesserung wirklich jeden Tag. Ein Prozent ist nicht viel, aber nach einem Jahr bist du weiter, als du es dir heute überhaupt vorstellen kannst. Langfristige Konzentration hat diese Verwandlung bewirkt. Kontinuierliche, immerwährende Verbesserung!

Aber du wirst langfristige Konzentration nicht meistern können, wenn du dich nicht auch punktgenau konzentrieren kannst. Wenn du also deine Aufmerksamkeit bündeln und auf nur ein Ziel richten kannst. Punktgenaue Konzentration lässt sich allerdings üben. Wie du einen schwachen Muskel durch regelmäßiges Training stärken kannst, so kannst du deinen Konzentrationsmuskel trainieren."

„Ist es richtig, dass man durch Meditation seine Konzentration steigern kann?" fragte ich.

„Natürlich, probier's doch einfach aus."

„Ich kann nicht meditieren."

„Oh doch, du kannst, du weißt es nur vielleicht nicht. Meditation ist das punktgenaue Konzentrieren, Konzentration auf eine einzige Sache. Und dabei musst du natürlich alle anderen Sinneseindrücke ausschalten und abschalten, dann wirst du vordringen in eine Welt, die dir bis zu diesem Zeitpunkt verborgen geblieben ist. Ich zeige dir, was ich meine. Was hast du da in der Hand?"

Ich zeigte ihm einen kleinen runden Stein, den ich etwas früher von unserem Weg aufgehoben hatte. Er gefiel mir und vor allem lag er sehr gut in der Hand.

„Sehr gut! Der ist ja perfekt geeignet für unsere Zwecke. Du machst jetzt nichts anderes, als 15 Minuten, eine ganze Viertelstunde, diesen Stein zu betrachten.

Nichts anderes ist wichtig und du wirst sehen, was dabei von selbst geschieht. Dieser Stein wird zentrales Thema all deiner Gedanken. Und wenn deine Gedanken abschweifen sollten, ist das weiter nicht schlimm, bringe sie einfach wieder zu diesem Stein zurück.

Lass dich von deinen Friedensgeistern leiten und beobachte, was dabei in dir, in deiner Welt und in deinem Denken alles geschieht. Nütze die Zeit gut!"

Er lachte wissend, hob sich selbst einen Stein auf und betrachtete seinen Stein. Und die Art, wie er diesen Stein betrachtete, war für mich sehr erstaunlich. Innerhalb weniger Sekunden schien die ganze Welt um ihn verschwunden zu sein. Dieser Stein war für ihn das Wichtigste auf der Welt und es schien ihm noch dazu Spaß zu machen.
Diese Freude war einfach ansteckend, und so setzte ich mich zurecht und begann, meinen Stein zu betrachten:

Er war klein, oval, vielleicht wie ein platt gedrücktes Ei, in der Höhe zwei Finger breit, in der Breite etwas weniger. Vielleicht war er aus Quarz, jedenfalls hatte er einen großen, schwarzen Fleck, so als ob ein kleiner Stein in diesem Stein gefangen wäre. Und jetzt, wo ich mir diesen Stein genauer ansah, bemerkte ich plötzlich ein feines Netz von brauner Farbe, das sich irgendwie unregelmäßig über den gesamten Stein spannte. Es machte auch keinen Halt vor dem schwarzen Fleck. Und dort wo das Netz war, glitzerte der Stein nicht.

Dieses Glitzern, diese unendliche Vielfalt der Farben sprang mir plötzlich ganz deutlich in die Augen … Ich drehte den Stein zwischen meinen Fingern, betrachtete ihn von allen Seiten und je länger ich ihn betrachtete, desto mehr Details, desto mehr Schattierungen nahm ich wahr.

Unglaublich, dieser kleine Stein war auf einmal eine Welt für sich. Da gab es Formen, Strukturen, Farben und Spektren, wie ich sie vorher wahrscheinlich noch nie bewusst gesehen hatte. Zum Beispiel diese Gitterlinien, die waren nicht einfach in einem Braun gehalten. Dieses Braun wechselte von Gelb über Ocker zu Gold, und so als ob der Stein lebendig wäre, schien mir die Farbe nach jeder Drehung ein wenig anders.

Jetzt bemerkte ich, dass ich diesen kleinen Stein nicht nur mit meinen Augen sondern auch mit meinen Fingern abtastete. Dieses Abtasten hatte sich ganz unbemerkt eingeschlichen. Aber durch meinen Tastsinn angeregt, betrachtete ich die Oberflächenstruktur viel genauer. Die Eindrücke überlagerten sich. Dieser Stein konnte blitzschnell seine Manifestation in dieser Welt ändern. Einmal war er ein durchgestrichenes Spiegelei, das nächste Mal ein Türknopf, ein kleiner schmutziger Schneeball, eine Berglandschaft, ein Planet ...

Und ich stellte mir vor, ich wäre winzig klein und würde auf der Oberfläche dieses Steines leben. Ich erinnerte mich an eine Zeichnung aus „Der kleine Prinz" von Antoine de Saint-Exupéry, aber auf einmal war mein kleiner Stein ein Rennwagen und ich selbst befand mich im Inneren dieses Steines. Kaum gedacht, veränderte der Stein schon wieder seine Existenz und hielt mich auf einmal gefangen. Ein ziemlich unangenehmes Gefühl. Ja, aber warum lass ich mich fangen? Sehe ich nicht dort drüben den Ausgang der Höhle?
...
Da waren auch noch die Geräusche. Je nachdem, ob ich mit meinem Daumennagel oder einem Finger über die Oberfläche strich, gab der Stein schlurfende, zischende, kratzende, wischende oder klopfende Laute von sich.

Je länger ich den Stein betrachtete, desto mehr bewahrheitete sich, was Kersten mir angekündigt hatte. Dieser kleine Stein war in seiner Wildheit ein perfektes, in sich abgeschlossenes System. Da gab es alles, woran ich nur irgendwie denken konnte: Flüsse, Berge, Täler, Städte, Raumschiffe, Autos, Wohnungen. Und alles nur in einem einzigen kleinen Stein.

- 31 -

"Unsere Gedanken dürfen nicht wie Vagabunden herumstreunen." Mit diesen Worten brach Kersten die Stille.

„Dieses Nie-bei-der-Sache-Sein ist ein Fluch. Es erschwert uns nicht nur unsere Hilfsgeister zu rufen, wenn wir sie brauchen, nein, auch die zurückgerufenen Geister funktionieren nicht mehr reibungslos und müssen neu abgerichtet werden.

Wenn du dich konzentrieren kannst, kannst du alles erreichen, was dir in deiner Fantasie einfällt. Das ist Macht ohne Grenzen und ohne Ende. Die Schritte, die dorthin führen sind aber so klein, so einfach und relativ leicht, sodass sie aus diesem Grund wahrscheinlich verschmäht werden. Aber auch wenn es seltsam klingen mag: Zufriedenheit ist ein Studium.
Es bedarf lebenslangen Trainings und verlangt die Beherrschung des Geistes und der Konzentration.
Fehlt dir die Zeit zur Konzentration und zu diesen Übungen, so plane sie ruhig und hartnäckig. Nicht Macht über andere, sondern Macht über sich selbst führt zum Erfolg."

- 32 -

„So, jetzt mach dich aber auf den Weg und bringe mir die Kräuter für heute Abend.
Wende an, was du bereits gelernt hast. Du erinnerst dich: Dein magischer Wunsch ist der Geschmack. Gib dich nicht mit irgendwelchen Halbheiten zufrieden. Verlange das Beste, das du dir vorstellen kannst. Gehe aufrecht und siegessicher auf die Kräuter zu und vertraue deiner Vorstellung. Verbünde dich mit den Kräutern und lass dich von deiner Nase leiten. Greif die Pflanzen an und frage sie, ob sie zu unserem Festmahl passen.

Natürlich wirst du nur allererste Qualität auswählen. Zu einem königlichen magischen Wunsch passen nur königliche Kräuter. Und sei gewiss: Es ist eine Ehre für jedes Kraut, den Ansprüchen deiner Vorstellung gerecht zu werden."

Ich stand also etwas ratlos inmitten dieser Wiese. Der Geruch, so schien es mir, wurde von Minute zu Minute intensiver. Kersten erwartete von mir, dass

ich etwas zuwege bringen sollte, das an das Unmögliche grenzte. Ich sollte Kräuter sammeln, ohne auch nur die geringste Erfahrung damit zu haben. Also gut, ich versuchte mir vorzustellen, wie die einzelnen Kräuter wohl schmecken würden. Aber die Gerüche hier waren derart übermächtig, dass ich schon daran scheiterte, überhaupt einzelne Kräuter wahrzunehmen. Verwirrt und planlos rupfte ich ein paar Pflanzen aus, roch daran und kam mir unglaublich blöd vor. Wenn man mich hier hätte sehen können. Die ganze Situation war mir unheimlich peinlich.
Aber was soll's, ich zeigte meine Beute Kersten. Ein paar wollig behaarte Stengel mit länglichen, fein gezackten Blättern. An den Stengelspitzen blühten kleine Kugeln, die an Quasten winziger Wollmützen erinnerten. Der Geruch war nicht wirklich erkennbar, aber mir erschienen sie zumindest recht passend für den Anfang.

Kersten schienen sie mehr zu belustigen als zu interessieren. Er meinte nur, dass ich Kräuter für uns und nicht für Kühe sammeln solle. Das, was ich da in der Hand hätte, wäre Klee und nicht ganz das, was er sich vorgestellt hatte.

„Du bist zu sehr auf die Kräuter fixiert. Denk an die Enkelkinder und nicht so viel an die Kinder. Stell dir die Wirkung der Kräuter vor. Wie soll der Geschmack sein? Du kannst dabei nichts falsch machen. Besprich mit den Pflanzen das heutige Festmahl. Sie werden dir Antwort geben."

„‚Besprich mit den Pflanzen …', das ist jetzt aber lächerlich."

„Vielleicht ist es lächerlich, aber deine Einstellung ist dafür überheblich. Warum glaubst du, dass du besser weißt, wie dein Festmahl schmecken wird, als die Kräuter, die du noch gar nicht kennen gelernt hast? Vertraue ihnen und richte dein volles Vertrauen auf deinen eigenen magischen Wunsch.
Frage die Pflanzen und stelle danach ein Sortiment an Kräutern zusammen. Ich hoffe, du hast noch nicht vergessen, was der nächste wichtige Punkt ist?"

„Ich schaue, ob mir das Ergebnis gefällt?"

„Genau so ist es. Du musst erkennen, ob dich die Kräutermischung deinem magischen Wunsch näher bringt oder nicht. Und wenn du versuchst, einen bestimmten Geschmack durch Kräuter zu erreichen, den diese Kräuter aber nicht liefern können, dann ist das sicherlich nicht Schuld der Kräuter. Jedes Kraut hat eben nur bestimmte Eigenschaften. Und jede dieser Eigenschaften kann nur etwas Bestimmtes in unserem Festmahl bewirken.

Diese Kräuterwiesen sind deine Möglichkeiten, deine Zeit. Und so wie diese Wiese, hat auch deine Zeit verschiedene Eigenschaften und Stärken. Und nicht jeder Zeitpunkt erfordert die gleiche Qualität und setzt diese Eigenschaften gleich ein. Fleiß ist gut. Aber Flexibilität oder Achtsamkeit ist auch gut, so wie Thymian oder Majoran. Alles immer eine Frage des Geschmacks. Konzentriere dich also nicht so auf die Pflanzen, sondern darauf, wie DU konkret möchtest, dass heute Abend deine Kräuternudeln schmecken sollen. Solange du das nicht weißt, fange erst gar nicht zu suchen an. Es würde nur Unfug herauskommen. Aber sobald du dieses Gefühl absoluter Sicherheit hast, wirst du sofort wissen, welche Eigenschaft zuviel oder zuwenig in deiner Zusammenstellung darauf wartet, dein Essen zu würzen.
Gefällt dir dein Ergebnis nicht, gib nicht auf. Verändere etwas und probiere es aufs Neue. Und wenn dir das noch immer nicht gefällt, bleib dran und verändere, bis du deinen magischen Wunsch erfüllt hast.

In Bezug auf deine Lebensqualität heißt das: Nicht Anerkennung, Diplome oder Gehaltsschecks sind der magische Wunsch. Das wäre so, als ob eine Zusammensetzung an Pflanzen dein Wunsch wäre. Aber eine Zusammensetzung ergibt erst einen Sinn, wenn sie dir Freude in deinem Essen bereitet. Und dein Leben ergibt erst Sinn, hat erst Qualität, wenn es dir Spaß macht, Freude, Abenteuer oder Vertrauen bereitet. Wenn ihr – du und deine von dir geliebten Menschen – gemeinsame magische Wünsche lebt."

Er hörte auf zu reden und streckte sich in der Wiese aus. Jetzt war ich an der Reihe.
Ich warf mich in das Grün und musste bemerken, dass mir der Vergleich der Kräuter mit den Qualitäten meiner Zeit kollosal geholfen hatte. Jede Pflanze hatte auf einmal eine Bedeutung. Jede Pflanze war wichtig. Es stimmte, jede Eigenschaft konnte eine Stärke sein, wenn der Rahmen dafür passte.

Welche Zeitqualitäten kenne ich für mich?

Beispiel: Ruhe, Konzentration, Gemeinsamkeit, Lustig /Fröhlich,

1.
2.
3.
4.
5.
6.
7.

Und welche meiner Stärken sind mit diesen Eigenschaften verbunden?

1.
2.
3.
4.
5.
6.
7.

Wobei nützen mir diese Eigenschaften?

1.
2.
3.
4.
5.
6.
7.

Welches Ziel habe ich für meine Mitmenschen?

Welcher magische Wunsch steckt dahinter?

Was kann ich selbst unternehmen, um diesem magischen Wunsch näher zu kommen?

Welche Stärken meiner Freunde wären mir für das Erreichen meines magischen Wunsches hilfreich?

Ich vertiefte mich also in die Idealvorstellung von Kräuternudeln. In Gedanken sah ich sie vor mir, dieses satte Grün. Jetzt hatte ich auch den Geschmack. Ich glaube, ich habe einmal in der Toskana herrliche Pesto-Pasta gegessen. Es war ein würziger, runder, heller Geschmack. Die Kräuter in den Tagliatelle, nicht aufdringlich, aber bestimmt, gaben dem Pesto einen fantastischen Gegenpol. Eine Augen-, Nasen- und Gaumenfreude! Mir rann das Wasser im Mund zusammen.

Wo sollte ich also beginnen? Ich ließ die Erinnerung nicht mehr los und begann die Wiese zu untersuchen. Ich pflückte Blätter, Gräser und Blüten in verschiedenen Größen und Formen. Ich roch an ihnen, manche zerrieb ich zwischen meinen Fingern. Und schon bald war ich so verwirrt, dass ich überhaupt nicht mehr entscheiden konnte, welches Blatt zu welchem Geruch gehörte.
Also noch einmal von Anfang. Ich lernte, dass ich den Geruch an den Händen mit frischer Erde neutralisieren konnte. Ich bemerkte zwar, dass meine Haut an den Händen nicht alle Gewürze gleich gerne hatte, aber das war mir egal. Eigenartig, wie sich plötzlich der Geruch einer Blüte veränderte, wenn man sie mit einem anderen Geruch zusammenbrachte. Einmal wurde er stärker, das andere Mal wurde er unbrauchbar.

Schlussendlich hatte ich eine Mischung in meinen Händen, die, obwohl sie nur wenig mit meiner Erinnerung zu tun hatte, fabelhaft duftete. Ja, so wollte ich, dass unsere Kräuternudeln schmecken sollten.

Zerkratzt und zerschunden, aber bester Laune zeigte ich mein Ergebnis Kersten.

„Du hast ja einen wirklich guten Geschmack", sagte er, nachdem er meine Ansammlung genau untersucht hatte.

„Allerdings müssen wir auf diese Blätter verzichten. Sie sind zwar ausgezeichnet, aber nur, wenn deine Verdauung nicht funktioniert. Andernfalls wäre das Ergebnis verheerend."

Er klaubte kleine runde Blätter aus meinem Sträußchen und warf sie in die Luft. Ich war über die Sicherheit, mit der er die Störenfriede herauszupfte beeindruckt. Und diese Blätter passten natürlich auch zu seinem Vergleich mit den Eigenschaften der Zeit:
Nicht jede Eigenschaft, selbst wenn sie grundsätzlich toll ist, ist für das Erreichen jedes Zieles brauchbar. Ich staunte, wie Kersten mir mit jeder seiner Handlungen eine Unterweisung erteilen konnte.

„Kersten, wie haben Sie gelernt, so mit Pflanzen umzugehen?"
Ich hätte die Frage nicht stellen sollen. Der verschmitzte Blick Kerstens versprach nichts Gutes.

„Wie hast du gehen gelernt?"

Nein, nicht schon wieder dieses Frage-Spiel!

„Entschuldigung, ich nehme alles zurück. Es war eine dumme Frage."

„Aber ganz im Gegenteil, das ist eine sehr gute Frage. Also, wie hast du gehen gelernt? Was hast du da gelernt und wie gehst du?"

„Was wollen Sie jetzt von mir hören?"

„Zuerst, wie du gehst."

„Ich verlagere wahrscheinlich meinen Schwerpunkt und gleichzeitig …"

„Aha, und wie machst Du das? Deinen Schwerpunkt verlagern?"

„Na, da passiert unheimlich viel. Meine Muskeln müssen abgestimmt werden auf .."

„Aha, was sind das für Muskeln und welche Abstimmungen?"

„Ich glaub, so genau kann ich das nicht sagen."

„Das glaubst du also! Gut, also wie würdest du zu diesem Strauch dort drüben gehen?"

„Wenn ich mich bemühen würde?"

„Ja. Wie würdest du gehen?"

„Na, ich würde natürlich immer einen Fuß vor den anderen setzen."

„Und wie würdest du das machen, einen Fuß vor den anderen setzen?"

„Na, ich hab keine Ahnung. Halt die Füße abwechselnd einen vor den anderen setzen."

„Gut. Wo würdest du stehen bleiben?"

„Na, ich würde stehen bleiben, wenn ich beim Strauch angekommen bin."

„Wo genau?"

„Vor dem Strauch!"

„Vor dem Strauch? Also nicht auf gleicher Höhe mit dem Strauch?"

„Vielleicht kurz vor diesem Strauch!"

„Wie weit davor?"

„Ja, vielleicht einen Schritt, vielleicht weniger."

„Ich versteh. Du bist doch Lösungsspezialist?"

„Ja."

„Und wo hast du gelernt zu gehen? Aus sitzender Position oder aus stehender?"

Kersten hatte es wieder einmal geschafft. Ich war völlig verwirrt.

„Ja, keine Ahnung, wo ich es gelernt hab. Zu Hause bei den Eltern, schätze ich mal und aus sitzender Position."

„Also gut. Nach welcher Methode haben sie es dir beigebracht?"

„Haben sie mir was beigebracht?"

„Na, das Aufstehen!"

„Ich denke, sie haben es mir überhaupt nicht beigebracht. Ich hab's mir selbst beigebracht."

„Also, was war das Erste, was du dir da beigebracht hast?"

„Ich hab vielleicht zuerst gelernt, dass ich mir Mühe geben muss und es versuchen muss!"

„Du hast noch nicht gewusst, was Aufstehen heißt und hast dir aber beigebracht, dass du dir Mühe geben musst und es versuchen musst?"

„Vielleicht durch einen magischen Wunsch!"

„Das klingt nicht schlecht! Aber was hat dich diesen magischen Wunsch fassen lassen?"

„Also, vielleicht hab ich irgendetwas erreichen wollen, nach irgendetwas greifen wollen!"

„Also, durch einen Geist meinst du?"

„Ja, vielleicht hab ich etwas gesehen und das wollte ich erreichen, oder ich wollte es so machen, wie es die anderen Leute machen. Weil alle um mich herum ja gegangen sind und gestanden sind."

„Gut, und wie hast du es dann gemacht?"

„Naja, ich hab wahrscheinlich die Füße fest nach unten gedrückt."

„Du hast die Füße fest nach unten gedrückt. Und dann?"

„Dann hab ich mich vielleicht hochgezogen und bin gestanden!"

„Du bist schon beim ersten Versuch gestanden?"

„Nein, natürlich nicht."

„Gehen lernen ist eine unglaublich komplizierte Angelegenheit. Lass es mich dir verraten:
Da greifst du erst einmal nach oben und ziehst dich hoch und dann, früher oder später, erkennst du, durch unzähliges Herumprobieren, dass du etwas Gewicht auf einen Fuß legen musst. Und sobald du das entdeckt hast, entdeckst du auch, dass sich dein Knie beugt und du wieder dasitzt.

Dann ziehst du dich wieder hoch und versuchst es mit dem anderen Fuß und das andere Knie gibt nach.
Du verstehst natürlich nicht, warum das so ist. Und so dauert es eine halbe Ewigkeit, bis du gelernt hast, dass du das Gewicht auf beide Füße legen und die Knie dabei durchgestreckt halten musst.
Auch musst du lernen, dass du die Füße nicht gekreuzt halten kannst, denn mit gekreuzten Füßen kann man nicht stehen.

Im Gegenteil: Je weiter sie auseinander gestreckt sind, desto Erfolg versprechender. Die Füße weit auseinander und sie nicht kreuzen. Du lernst also, sie so weit wie möglich auseinander zu halten und dann drückt man die Knie durch, zieht sich wieder hoch und – man sackt in den Hüften zusammen.

Nach einer weiteren Weile, nach vielen, vielen Versuchen, schafft man dann die Knie gerade und die Füße auseinander zu halten. Sogar die Hüften bleiben gerade und man hängt drinnen in seiner Laufschule.
Man hat vier Stützpunkte, zwei Füße und zwei Hände. Ein Meilenstein in der Entwicklung. Und was passiert, wenn man eine Hand anhebt? Man sitzt schon wieder. Es ist also gar nicht so einfach, eine einzige Hand zu heben. Und noch schwerer ist es, sie auszustrecken, weil der Körper dann nach hinten überkippt. Und dann kippt er dahin und dann kippt er dorthin.
Ohne magischen Wunsch hättest du längst aufgegeben!

Aber du hast einen Antrieb und so erlernst du das Gleichgewicht zu halten, egal wohin du die Hand streckst. Und das Gleiche musst du lernen, wenn du die andere Hand bewegst. Als Nächstes musst du die Handbewegungen mit den Bewegungen von Kopf, Schultern und Rumpf koordinieren lernen. Und dann, endlich, nach langer Zeit, kannst du freihändig stehen.

Aber da taucht das nächste Problem auf: Wie kommst du jetzt von zwei Füßen auf einen?"

Kersten illustrierte jeden Punkt mit der entsprechenden Bewegung. Immer wieder und wieder ließ er sich zu Boden fallen. Es war zu komisch ihm zuzusehen.

„Das ist harte Arbeit. Denn die ersten Male, wenn du es versuchst, vergisst du natürlich die Knie und die Hüften stramm zu halten und es setzt dich wieder auf deinen Allerwertesten. Aber auch das hast du nach einer Weile heraußen und du weißt, wie du dein ganzes Gewicht auf nur einen Fuß legst und deinen anderen Fuß vorziehen kannst.
Damit veränderst du deinen Schwerpunkt und darum fällst du wieder hin. Aber früher oder später hast du gelernt, einen Fuß vor den anderen zu setzen.
Du hast also deinen ersten Schritt gemacht und es ist alles ganz gut ohne gröbere Zwischenfälle verlaufen.
Dann machst du den zweiten Schritt mit demselben Fuß, und das Resultat kommt dir schon nicht mehr so gut vor. Der dritte Schritt, und du sitzt wieder. Es dauert ziemlich lange, bis du dieses Rechts – Links – Rechts – Links – Rechts – Links heraußen hast.

Gehen kannst du ja ganz gut, aber du weißt nicht wirklich, welche Bewegungen und Abläufe in deinem Körper dabei im Spiel sind. Und auch weißt du nicht, wie du es gelernt hast.

Aber du hast es gelernt und du hast es durch einen magischen Wunsch gelernt, und zwar ohne Lehrer gelernt!
Dein Lehrer hat dir geholfen, das Umfeld zu schaffen und hat dich begünstigt. Vielleicht hast du es dadurch sogar wirklich schneller gelernt.

Das ist es, was ich dir erklären wollte. Alles, was du kannst, hast du dir selbst beigebracht und deine Lehrer haben dich beim Lernen unterstützt. Alles, was dein Kind kann – alles in deinen Augen Brauchbare und auch Unbrauchbare –, hat es sich selbst beigebracht und seine Lehrer haben es beim Lernen unterstützt. Seine Lehrer waren seine Eltern, Freunde, Kameraden, eben ‚Lehrer'."

Er gab diesem letzten ‚Lehrer' einen leicht ironischen Unterton.

„Das ganze Leben ist Lernen, und deine Lehrer waren und sind Geister, die einem dieses Lernen erleichtern.

Waren es Kriegsgeister, dann hast du gelernt, aber nicht das, was du hättest lernen sollen oder lernen wollen. Du hast vielleicht lernen müssen, wie du mit Tiefschlägen umgehst, vielleicht wie du so tust, als ob du gelernt hättest, obwohl du in Wahrheit nicht gelernt hast. Vielleicht hast du auch gelernt, wie du deine Kriegsgeister ärgern kannst, oder wie du Lob und Anerkennung trotz widriger Umstände erhaschen kannst.

Waren es allerdings Friedensgeister, die dich beim Lernen unterstützt haben, haben sie dir immer einen magischen Wunsch gegeben, der bewirkt hat, dass du dich bemüht und durchgehalten hast. Vergiss das nicht, dass auch du für deine Umgebung nur ein Geist bist, so wie deine Umgebung für dich Geister sind. Sei also vorbildhafter Geist und lebe überzeugt mit deinen magischen Wünschen.

- 33 -

Wir hatten den Heimweg angetreten und marschierten jetzt auf einem breiteren Weg zurück. Mir war das gar nicht unangenehm: Ich war doch schon etwas müde. Und außerdem ergab sich dadurch die Gelegenheit nebeneinander zu gehen. Aber ich war erschöpft. Und wie so oft, wenn ich erschöpft war, spürte ich eine leichte Übelkeit.
Nur nicht schlapp machen, dachte ich. Es kann doch nicht sein, dass dieser Alte mir an Kondition so sehr überlegen war. Und wenn doch, so wollte ich alles tun, um ihm diese peinliche Tatsache zu verheimlichen.

„Worüber wir jetzt sprechen werden, ist sehr wichtig, denn wir sind an einem kritischen Punkt angelangt, der dein Leben für immer verändern kann." Geheimnisvoll ruhte der Blick des Alten auf mir.

„Wir sprechen darüber, wie du die Energie deines Körpers steigern kannst. Alles, was wir hier heroben gesprochen haben, setzt voraus, dass du die Energie hast, es auch in die Tat umzusetzen. Viele Menschen haben allerdings das Problem, dass sie vielleicht magische Wünsche haben, möglicherweise Strategien dazu haben und auch wirklich bemüht sind, aber nicht einmal genug Energie aufbringen, den ganz normalen Tagesablauf zu schaffen."

Stimmt genau, dachte ich, schwieg aber und hielt meine Augen auf den Weg vor mir gesenkt. Ich wollte nicht, dass er die Schweißperlen sah, die sich bereits auf meiner Stirn bildeten.

„Sie gehen zur Arbeit, schleppen sich nach Hause, essen rasch, was sie gerade bei der Hand haben, schauen noch ein bisschen fern und gehen zu Bett.
Sie haben keine Zeit, für ihre magischen Wünsche aktiv zu werden, etwas zu verändern."

Aus den Augenwinkeln konnte ich sehen, dass er mir einen kurzen Blick zuwarf. Ich schluckte. Verflixt, war mir schlecht! Ich kannte diese Übelkeit, die mich manchmal plötzlich und unvorbereitet überfiel, wenn ich überarbeitet war. Das, was darauf folgte, waren meist heftige Kopfschmerzen. Aber ich wollte nicht aufgeben. Kersten hatte scheinbar nichts bemerkt und redete weiter.

„Tatsache ist, dass wir zu allem, in jeder Lebenssituation Energie brauchen. Alles, was in irgendeiner Weise Wert darstellt, verlangt irgendjemandem Energie ab. Die meisten Menschen versagen nicht, weil sie die Möglichkeit zum Erfolg nicht haben oder nicht intelligent genug sind. Den meisten geht einfach der Treibstoff aus, während sie den Berg der eigenen Zufriedenheit und des Erfolges hinaufkraxeln. Geht's dir gut?"

Unvermutet hatte er diese Frage gestellt, ohne mich dabei anzusehen.

„Klar, alles bestens", würgte ich heraus und versuchte zu lachen.

„Ich möchte nicht, dass du der nächste bist, deswegen müssen wir hier ein bisschen was klären. Ich bin sicher, dass sich deine Schützlinge durchaus intelligent fühlen und es auch sind. Sie haben vielleicht sogar Ideen, aber sie sind müde und ausgebrannt, schon wenn sie ihr Tagwerk beginnen. Sie haben keine Energie und fühlen sich schrecklich. Viele Menschen sind ganz einfach zu schwach, um den Schatz zu heben, der in ihnen schlummert. Du siehst übrigens auch etwas blass aus."

Ich tat so, als hätte ich seinen letzten Satz überhört und fragte mit etwas gequetschter Stimme: „Wie kann ich ihnen helfen, meinen Schützlingen?" In meinem Kopf begann es bereits leicht zu pochen.

„Wie in vielen anderen Bereichen ist es natürlich auch hier notwendig, selbst Vorbild zu sein. Kein Mensch wird dir wirklich glauben, dass du selbst weißt, was Energie bedeutet, wenn du unentwegt auf Reserve fährst. Auch hier gilt: Die einzige Methode, um andere mit der notwendigen Energie auszustatten, ist selbst ein fröhliches und energiegeladenes Leben zu leben. Dazu brauchst du zuerst eine Richtung, in die du selbst gehen kannst."

Er blieb stehen und beobachtete ein paar Vögel, die vergnügt in den Baumkronen von einem Ast zum anderen hüpften. Gott sei Dank, ich hatte ein wenig Zeit, um mich kurz zu erholen.

„Schlüssel- und Drehpunkt ist folgender: Du musst die Macht des Atems verstehen.
Horch mir jetzt gut zu! Gesundheit reduziert sich auf einen Punkt: Dein gesamter Körper ist nur so gesund wie die Zellen, aus denen er aufgebaut ist.

Die Gesundheit deiner Zellen wird von einer einzigen Körperfunktion bestimmt, und das ist dein Blutkreislauf. Das ist das Umfeld, in dem die Zellen deines Körpers leben müssen.
Wenn das gewährleistet ist, dann bist du gesund. Wenn das nicht gewährleistet ist, wenn dieses System verletzt ist, dann werden die Zellen deines Körpers müder und müder. Das bedeutet, dass deine Energie schwindet und du wirst sterben."

Ich spürte, wie Kersten meinen Arm nach unten zog und sah erst jetzt, dass er sich einfach mitten auf den Weg gesetzt hatte. Meine Knie gaben nach und ich ließ mich neben ihn auf den Boden fallen.

„Wie betreuen und kontrollieren wir diesen Kreislauf? Was können wir tun, damit er sauber, gesund und nicht beschädigt oder verstopft ist?
Die Antwort ist einfach: Dein Atem steuert den Mechanismus, der deinen Blutkreislauf reinigt. Er ist nicht nur deshalb die Grundlage allen Lebens, weil er Sauerstoff den Zellen gibt – etwas, das sie haben müssen, um zu leben -, sondern er kontrolliert auch den Fluss der Lymphflüssigkeit in deinem Körper.

Lymphflüssigkeit beinhaltet weiße Blutkörperchen. Diese beschützen und reinigen deinen Körper.
Was ist das Lymphsystem? Man könnte es das Kanalsystem des Körpers nennen.

Und so funktioniert dein Lymphsystem: Das Blut wird durch die Arterien in winzige Kapillaren gepumpt. Dorthin transportiert es Sauerstoff und verschiedene Nährstoffe, wo sie dann in die Flüssigkeit um die Zellen eingespeist werden, die eben Lymphflüssigkeit heißt.

Die Zellen haben eine Art Intelligenz. Sie wissen, was sie brauchen. Deswegen nehmen sie den Sauerstoff und die Nährstoffe auf und scheiden die Giftstoffe und Toxine in die Lymphflüssigkeit aus. Tote Zellen, Blutproteine und andere giftige Materialien müssen vom Lymphsystem abtransportiert werden.
Dein Körper ist offensichtlich von deinem Lymphsystem abhängig. Es ist die einzige Möglichkeit, einerseits die Abfallprodukte der Zelle zu beseitigen. Diese Lymphflüssigkeit fließt dann durch die Lymphknoten, wo tote Zellen und Giftstoffe (nicht die Blutproteine) abgebaut oder neutralisiert werden. Also wie wichtig ist das Lymphsystem?"

„Sehr wichtig!", murmelte ich. Mein Zustand hatte sich zumindest etwas stabilisiert.

„Würde es für nur 24 Stunden abgeschaltet werden, du würdest zugrunde gehen, weil die gefangenen Blutproteine und andere Stoffe das System verstopfen.

Dein Blutkreislauf hat noch einmal Glück gehabt. Er hat eine eigene Pumpe, die ihn im Fluss hält. Du nennst sie dein ‚Herz'.
Was wir nicht realisieren ist aber, dass dein Lymphsystem keine Pumpe hat. Es gibt zwei Möglichkeiten, um die Lymphflüssigkeit zu bewegen. Das ist durch tiefen Atem und Muskelbewegungen.

Wenn du also einen gesunden Blutkreislauf, ein effektives Lymphsystem und ein starkes Immunsystem haben möchtest, wirst du tief atmen und Bewegung machen müssen, damit das Lymphsystem ausreichend stimuliert wird.
Jeder hat heute eine Theorie, wie du dein Leben gesund und energiereich gestalten sollst. Du erfährst, was du essen oder nicht essen sollst.
Aber in Wahrheit sind Gesundheitsprogramme problematisch, wenn sie nicht zu allererst und hauptsächlich erklären, wie man richtig atmet.

Bewusstes, effektives Atmen in Kombination mit etwas Gymnastik kann die Lymphtätigkeit um das 15-fache steigern! Das ist doch ziemlich beachtlich, oder was meinst du?

Wenn du von allem, was ich dir bereits erzählt habe, was du hier erfahren hast, wenn du all das wieder vergisst und dir nur die absolute Notwendigkeit eines tiefen Atems merkst, so kannst du dennoch sofort deinen Gesundheitszustand dramatisch verbessern und dein Leben energiereicher gestalten.

Das ist möglicherweise auch einer der Gründe, warum z. B. Yoga so viel Aufmerksamkeit auf Atmung legt. Es gibt nichts annähernd so Wirkungsvolles, um den Körper zu reinigen.
Es braucht nicht allzu viel Verständnis, um ein paar Zusammenhänge im Körper zu verstehen. Man muss zum Beispiel wissen, dass Sauerstoff für unseren Körper überlebenswichtig ist.

Sauerstoff entscheidet die Überlebensdauer deiner Zellen. Und wenn du dir noch einmal in Erinnerung rufst, dass die Qualität deiner Gesundheit durch die Qualität deiner Zellen bestimmt wird, muss die Versorgung deines gesamten Körpersystems mit Sauerstoff für dich oberste Priorität haben.

Und tief zu atmen ist sicher der Bereich, wo du beginnen solltest. Das Problem dabei ist nur, dass die meisten Menschen nicht wissen, wie sie atmen sollen. Oder wie erklärst du dir sonst, dass in der westlichen Welt bereits einer von drei Menschen an Krebs erkrankt? Ziemlich erschreckend, nicht? Weißt du, was interessant ist? Bei Berufssportlern schaut die Statistik vollkommen anders aus: Dort bekommt im Durchschnitt nur einer von sieben Krebs! Warum?

Nun, es ist leicht zu verstehen: Sportler geben ihrem Körper das, was für das Leben so unglaublich wichtig ist, nämlich Sauerstoff! Eine andere Erklärung dafür ist, dass diese Athleten ihr Immunsystem stimulieren, in dem sie durch die Atmung und die Körperbewegung maximal die Lymphe stimulieren. Sie schalten unentwegt ihren internen Staubsauger ein, der ihre Zirkulationssysteme säubert. Das heißt, es gelangt mehr Sauerstoff zu den Zellen und es befindet sich daher weniger störendes Abfallmaterial im System.

So, und nun sieh mich an. Du kennst mich bereits viel zu gut und weißt genau, dass du mich nicht täuschen kannst. Dir ist hundeübel. Und ich werde dir jetzt eine Atemübung zeigen, die, obwohl sehr einfach und leicht durchzuführen, den größtmöglichen Effekt und sämtliche Vorteile in sich vereinigt."

Kersten stand auf, stellte sich breitbeinig vor mich hin und gab mir die Anweisungen:

„Setz dich bequem aufrecht hin und achte darauf, dass deine Wirbelsäule gerade ist. Jetzt konzentriere dich auf das Ausatmen. Nur das Ausatmen ist wichtig … Achte darauf, dass die Atemluft von ganz tief unten … langsam und gleichmäßig deinen Körper verlässt. Stell dir dabei vor, dass die Atemluft alle Stoffe, die du nicht in deinem Körper haben möchtest … aus deinem Körper abflutet."

Bereitwillig begann ich bewusst zu atmen, so wie er es mir vorzeigte.

„Und jetzt beginne langsam mitzuzählen, nur in Gedanken. Aber teile dir die Atemluft für sieben Zähleinheiten ein. Du atmest also aus deiner Körpermitte langsam und gleichmäßig aus, während du ‚eins, zwei, drei, vier, fünf, sechs, sieben' denkst.
Das wiederholst du jetzt solange, bis es dir keine Mühe mehr bereitet, dich auf das Ausatmen zu konzentrieren."

Ich brauchte eine Weile, bis ich mich daran gewöhnt hatte, dem Ausatmen meine volle Aufmerksamkeit zu widmen. Es ging mir schon ein wenig besser. Das Pochen in meinem Kopf hatte nachgelassen. Ich konzentrierte mich einzig und allein auf die Atmung und ließ ihr freien Lauf.

„Und jetzt achte darauf, dass die Atemluft, die in deinen Körper einströmt, frische, aktive Energie enthält. Gib dem Einatmen der Atemluft die gleiche Bedeutung wie dem Ausströmen und zähle auch hier von eins bis sieben. Wie schnell du zählst, bleibt dir überlassen. Aber zähle gleichmäßig:
einatmen, eins, zwei, drei, vier, fünf, sechs, sieben, und
ausatmen, eins, zwei, drei, vier, fünf, sechs, sieben.
Frische Energie einamten – fünf, sechs, sieben –
Gifte, Stress und Schadstoffe ausatmen – fünf, sechs, sieben."

Er ließ mich vielleicht drei Minuten in diesem Rhythmus atmen und ich hatte auf einmal das Gefühl, dass mein ganzer Körper zu einem großen Gefäß werden würde, das mit der Atemluft durchspült und gesäubert werden würde. Ich konnte richtiggehend die Schadstoffe und den Schmutz realisieren, wie sie mit meiner Atmung den Körper verließen.

„Und jetzt gib der Atemluft die Gelegenheit zu wirken … und deinem Körper eine kurze Zeit der Ruhe und Entspannung, indem du zwischen Ein- und Ausatmen neuerlich sieben Zähleinheiten Pause machst.
Das heißt:

Frische, aktive Energie in deinen Körper zu jeder Zelle hinatmen –
sieben Zähleinheiten Pause, der Körper holt sich den Sauerstoff und alle Energie aus der Luft –
Abfluten der verbrauchten Energie und gleichzeitig aller Giftstoffe – sieben Zähleinheiten lang, und sieben Zähleinheiten Ruhe.
Nütze dabei das gesamte Fassungsvermögen deines Körpers aus und achte darauf, dass deine Vorstellung die Atmung unterstützt und du wirklich dein gesamtes Zirkulationssystem auf diese Art und Weise reinigst."

Es war wirklich verblüffend, wie ich wirklich das Gefühl hatte gleichzeitig meinen Körper durchzuputzen und mit Energie aufzuladen. Schon nach wenigen Atemzügen fühlte sich mein Körper gleichzeitig freier und stärker an. Auch wenn ich kurz Hemmungen hatte, meinen Körper so richtiggehend mit Luft vollaufen zu lassen, gewöhnte er sich aber schnell an dieses Auf- und-Ab und ich begann an dieser Übung echten Spaß zu finden. Die Übelkeit und die Müdigkeit des Tages waren wie weggeblasen.

„Diese Übung machst du ab jetzt jeden Tag mindestens fünfmal und dann zehn Atemzüge lang", sagte Kersten. „Dann wird dir auch nicht gleich schlecht, wenn du größeren Anstrengungen ausgesetzt bist. Zeige sie auch deinen Schützlingen und Kindern und lass diese Übung vor einer wichtigen Lernphase oder wichtigen Herausforderung 10 Atemzüge in diesem Rhythmus durchführen. Das allein wird sofort eine bedeutende Verbesserung der Aufnahmefähigkeit, ja der gesamten Situation herbeiführen.

Natürlich solltest du auch bei der Auswahl der Nahrungsmittel ein wenig Sorgfalt walten lassen. Denn unser System, unser Körper, ist als lebender Organismus Teil eines ganz großen lebenden Organismus', unserer Erde. Und ¾ dieses Planeten sind mit Wasser bedeckt. Unser Körper besteht zu ⅘ aus Wasser. Was glaubst du, welche Nahrung dein Körper also dringend brauchen wird?
Richtig, wasserreiche Nahrung.
Wenn du nämlich deinem Körper nicht genug wasserreiche Nahrung zuführst, trocknest du ihn systematisch aus.

Es wird wenig Sinn haben statt wasserreicher Nahrung literweise Flüssigkeit zu sich zu nehmen. Sicherlich, Flüssigkeit ist sehr wichtig, aber der Körper nimmt den Flüssigkeitsgehalt der Nahrung anders auf als getrunkenes Wasser. Und das heißt, wasserhältige Nahrungsmittel – Gemüse, Früchte und Keimlinge – zu den Mahlzeiten.

Wenn deine Nahrung weniger als zu einem Drittel aus wasserreichen Nahrungsmitteln besteht, ist das geradezu selbstmörderisch.

Es wäre eine gute Idee, deine Essgewohnheiten in Hinblick auf wasserreiche Nahrungsmittel zu untersuchen. Du kannst deinem Körper nur dann etwas Gutes tun, wenn du ihm das gibst, was er braucht, um stark und gesund zu sein."

- 34 -

Menschen haben fette Gedanken! Das heißt, Gedanken sind wie Fette. Alte Fette sind extrem ungesund. Das liegt daran, dass das Fett an der Luft oxidiert. Mehrfach ungesättigte Fette oxidieren schneller als einfach ungesättigte Fette. Und einfach ungesättigte Fette oxidieren schneller als gesättigte."

Wir waren dabei, die Hütte in eine große Küche umzufunktionieren. Kersten war sichtlich in seinem Element. Mit voller Überzeugung führte er jeden einzelnen Handgriff aus. Dabei kommentierte er seine Handlungen und gab ihnen metaphorische Bedeutung.

„Wenn die Oxidation fortschreitet, wird das Fett ranzig. Eine Eigenschaft, die du sehr schnell und mit Hilfe deiner Nase erkennen kannst. Ähnlich verhält es sich mit deinen Handlungen. Wenn du alte ranzige Gedanken in deiner Welt umsetzt, werden sie niemals den gewünschten Erfolg bringen. Dabei ist es dann egal, wie gescheit oder richtig diese Ideen in erster Linie waren. Wenn sie bis jetzt nicht funktioniert haben, werden sie dies auch in Zukunft nicht tun, wenn du ihnen nicht frische Energie zuführst. Du musst sie in eine frische Form bringen, in eine Form, die dir selbst das Wasser im Mund zusammen rinnen lässt.
Ideen werden schnell ranzig. Wenn du etwas ausprobieren möchtest und das nicht schnell tust, ist die Gefahr groß, dass sie dir schon morgen nicht mehr Kraft geben, sondern im Gegenteil, Schaden zufügen.

Oxidierte Fette können deinen Körper richtiggehend ruinieren. Sie können die Entwicklung von Krebs, den Alterungsprozess und das Degenerieren der inneren Kraft beschleunigen. Du solltest daher immer am Öl oder an einem anderen Fett riechen, bevor du es verwendest. Verwende es nicht mehr, wenn du auch nur einen Verdacht hast, es könnte ranzig sein. Vielleicht ist es sogar eine gute Idee sich anzugewöhnen, an jedem Essen zu riechen, das Fett enthält, bevor du es zu dir nimmst. Insbesondere Nüsse, Chips und Knabbereien, die du ja so gerne isst, solltest du prüfen.

Frische Gedanken in den Kopf und frische Nahrung in den Körper. Und da ist ein gutes Fett oft der Schlüssel zu einer gesunden Gesamtkonstitution. Das beste und eigentlich einzige Öl, das ich selbst auch verwende, ist Olivenöl. Olivenöl enthält hauptsächlich einfach ungesättigte Fette und es scheint, als ob unser Körper die Fettsäuren des Olivenöls besser verträgt, als die von irgendeinem anderen Fett.
Wenn du Olivenöl kaufst, kauf nur das beste, das du bekommen kannst. Lass dich dabei von deinen Augen und deiner Nase leiten. Das beste Olivenöl ist grün oder hat ein grünliches Gelb und riecht fantastisch."

Er öffnete eine kleine gläserne Flasche und roch ganz begeistert daran. Langsam schüttete er eine kleine Menge in eine Porzellanschüssel.

„Da, schau es dir an, das ist wirklich Lebenskraft. Man hört oft, man sollte dieses teure Öl nur für besondere Speisen oder Salate verwenden, aber nicht zum Kochen. Ich bin da absolut anderer Meinung. Wenn du dich und deine Familie nicht langsam vergiften möchtest, fang beim Fett an und verwende hochwertiges kalt gepresstes Olivenöl. Je weniger andere Fette du in deinen Körper lässt, desto besser, aktiver und energiegeladener wirst du dich fühlen.

Genauso lässt du ab jetzt keine verbrauchten und schädlichen Gedanken in deinen Kopf. Auch wenn du der einzige wärst, der geistige Hygiene hält, du solltest es tun. In deinem Kopf reifen deine Taten. Und jeder Tat geht ein Gedanke voraus. Deine Taten können also nicht gescheiter sein als deine Gedanken. Du vergiftest das beste Essen mit ranzigem Fett und du vergiftest die beste Unternehmung mit ranzigen Gedanken."

Fast liebevoll bereitete er jetzt die Kräuter vor. Er füllte kaltes Wasser in eine große Schüssel, gab die Pflanzen hinein und schwenkte sie vorsichtig für ein paar Augenblicke.

„Die frischen Kräuter müssen natürlich gewaschen werden. So wie du Salate oder Gemüse wäschst. Und dabei landet dann ein Teil des Aromas, der Vitalstoffe und Mineralstoffe im Waschwasser. Deswegen werden wir diese Kräuter so sorgfältig wie nötig und so schonend wie möglich reinigen. Wenn du umsetzen möchtest, was ich dir erzähle, musst du diese Gedanken auch vom Erdmaterial reinigen. Vorsichtig musst du die Idee herausschälen, die dir von Nutzen sein wird. Nicht alles an den Kräutern ist essbar. Wir lassen die Wurzeln stehen, nehmen oft nur die Blätter. Keine Methode der Welt sollte ohne Qualitätsprüfung übernommen und ausprobiert werden.

Wichtig ist, dass du sie gleich trocknest. Kräuter und Gewürze entfalten ihr Aroma, wenn man sie zerkleinert. Und das macht man am besten auf einem Teller, da ein Holzbrett ihren Saft und die verschiedenen Gerüche aufnimmt. Um dir selbst zu helfen, deinen Möglichkeiten entsprechend zu agieren, musst du darauf achten, dass du deinen Möglichkeiten entsprechend gefordert wirst.

Aber hier habe ich noch etwas Interessantes. Das ist ein kleiner Mörser, der wird uns auch gleich gute Dienste erweisen. Durch das richtige Zerkleinern kannst du dem Kraut oder dem Gewürz optimal sein Aroma entlocken und jedes Gewürz ist dabei irgendwie anders. Den Knoblauch zum Beispiel muss man so zerdrücken."

Er legte die Zehen auf ein Küchenbrett, halbierte sie, streute etwas Salz darauf und zerquetschte sie mit einer Gabel.

„Und was haben wir hier? Schau, die kräftigen Blätter des Salbei schneidest du mit einer Küchenschere, um sie wirklich fein schneiden zu können.
Das hier sind Zitronenkrauthalme. Sie brauchen wieder eine andere Behandlung, damit sie uns ihre Stärken zur Verfügung stellen: Du musst sie auf die Arbeitsfläche legen und walkst sie kräftig mit einem Nudelwalker flach. Dadurch brechen die Fasern auf und das Aroma wird frei. Du musst deine Kräuter verstehen, bevor du sie verarbeitest. Manche werden z. B. durch Trocknen intensiver, weil sich der Wassergehalt der Pflanze reduziert, das ätherische Öl aber erhalten bleibt. Andere Kräuter verlieren wieder durch das Trocknen das Aroma.
Wie du siehst, lassen sich Aroma und die Gewürzkraft steuern. Aber nur, wenn man jedes Kraut seiner Anlagen entsprechend behandelt.
Komm, hilf mit!"

Er gab eine große Menge Basilikumblätter, drei große zerquetschte Knoblauchzehen, Pinienkerne und Salz zum Olivenöl in die Porzellanschüssel, reichte mir einen Mörser und meinte mit Nachdruck: „Hier, das wird das beste Pesto deines Lebens, weil jetzt die wichtigste Zutat dazukommt: die Freude und der Spaß, den du empfindest, während du es zu einer feinen, glatten Paste verarbeitest."

Ich setzte mich also hin und begann mit dem Mörser die Zutaten zu bearbeiten und erstaunlicherweise machte es mir wirklich Spaß!
Zum ersten Mal in meinem Leben spürte ich, wie diese wunderbaren Lebensmittel irgendwie meine Gedanken und meine Gefühle aufnehmen konnten, während ich da an ihnen herumdrückte.

Kersten zerkleinerte in der Zwischenzeit Petersilie, die Zitronenkrauthalme und den Salbei, vermischte sie mit Mehl, Salz, einem Schuss Olivenöl, einem Ei und Wasser. Mit höchster Konzentration verarbeitete er all das zu einem festen Teig, den er solange knetete, bis er elastisch und glänzend war. Von Zeit zu Zeit warf er einen zufriedenen Blick und eine Hand voll frisch geriebenen Parmesans in meine Schüssel.

„Ich liebe es, mit dem geschmeidigen Teig zu hantieren. Es ist eine Wohltat für alle Sinne. Du siehst, fühlst, hörst und riechst ihn, und sogar den Geschmack hast du auf der Zunge." Er legte den Teig auf ein bemehltes Brett und knetete mindestens zehn Minuten weiter. Dabei sprach er nicht, sondern summte eine einfache Melodie vor sich hin. Schließlich formte er daraus einen Laib und stülpte eine Schüssel darüber.
„Jetzt müssen wir ihm Zeit lassen, um zu werden. Er braucht Ruhe und muss atmen," sagte er mehr zu sich selbst.

Mein Pesto war inzwischen fertig, und bei mir hatte sich ein unbekanntes Gefühl eingeschlichen. Natürlich verstand ich, dass diese Zubereitung der Speisen mehr war, als bloßes Kochen. Alles setzte sich zu einem klug ausgedachten Bild zusammen, wodurch ich mir das neu Erlernte leichter einprägen könne. Alles lag für mich in greifbarer Nähe:
- der magische Wunsch – also das konkrete fertige Gericht – das unseren Tagen eine klare Richtung und ihren Sinn gibt;
- die Nutzlosigkeit meiner Wünsche, wenn ich sie nur auf meine Umgebung richte, sie aber nicht selbst lebe;
- meine Gedanken, die ich zu ihren Bestimmungen, z. B. zu den Enkelkindern schicken muss, damit sie ihre Kraft behalten;
- die körperliche Kraft, die erhalten und gesichert sein muss;
- das Vertrauen in mich selbst und meine Beurteilungsfähigkeit;
- meine Entscheidungen;
- alles, was mir wirklich wichtig ist.
Es lag also in greifbarer Nähe, aber ich hatte es noch nicht so richtig ergriffen. Was sollte ich wirklich, ganz konkret tun, wenn ich einem hektischen Tag, Überforderung und Stress gegenüberstehe?

- 35 -

Kersten hatte sich dem Salat gewidmet, während er weiter sprach. „Menschen sind weder faul noch dumm, wenn sie sich ihre Zeit nicht einteilen können. Selten können es die Personen, die es von anderen verlangen ..."

Diese Spitze saß. Ich musste mich an der Nase nehmen und zugeben, dass ich oft genug mit einem zeitlichen Chaos in meinem eigenen Leben zu kämpfen hatte. Vieles Wichtige blieb liegen, anderes musste hektisch erledigt werden und zu vielen Dingen, die mir Spaß machen würden, kam ich überhaupt nicht. Kersten lächelte wissend vor sich hin.

„Wer einen UMD-Rekorder in Betrieb nimmt, ohne in die Gebrauchsanweisung zu sehen, wird möglicherweise nicht alle Funktionen des Gerätes ausnützen können. Das wird solange nicht schlimm sein, solange man zum Beispiel das Ding nicht vorprogrammieren möchte.
Bleiben wir bei diesem Beispiel: Du packst das Gerät aus, steckst es an, probierst ein bisschen herum und verwendest es irgendwie. Aber dieses ‚Irgendwie' ist sicher nicht vollständig, oft wirst du ziemlich umständlich zu deinen Lösungen kommen usw.

So ähnlich musst du dir die Zeitorganisation vorstellen. Du erledigst deine Aktivitäten nach einem zufälligen Zeitplan, den du Kalender nennst. Dabei werden manche Dinge, die sehr kompliziert wirken, weg geschoben (Kriegsgeister, du erinnerst dich), andere bleiben solange unerledigt, bis sie sehr kompliziert wirken und ein Grund mehr vorliegt, sie einfach weg zu schieben.
Der Druck wird größer, die Gedanken überlagern sich und du kannst dich unmöglich mehr auf das konzentrieren, was du gerade tun möchtest.
Wenn du isst, kannst du dich nicht mehr auf das Essen konzentrieren und es daher richtig machen.
Wenn du liest, kannst du dich nicht mehr auf das Lesen konzentrieren und es daher richtig machen.
Wenn du verhandelst, kannst du dich nicht mehr auf das Verhandeln konzentrieren und es daher richtig machen.
Ja, nicht einmal wenn du schläfst, kannst du einfach nur schlafen, weil dir tausend Dinge im Kopf herumschwirren und so kannst du auch Schlafen nicht mehr richtig machen.
Und schon steuerst du auf einen Abgrund zu, als säßest du in einem Boot, das direkt auf einen Wasserfall zutreibt.

Und das Fatale daran ist ja, dass der Fluss direkt vor dem Wasserfall sehr ruhig sein kann. Doch dann plötzlich sieht man ihn, den Abgrund, und beginnt in seiner Verzweiflung wild und kopflos drauflos zu paddeln.

Wenn du dir selbst oder irgendwem wirklich helfen möchtest, musst du zuallererst erlernen, einen vernünftigen Zeitplan zu erstellen.
Die konkreten und intensivierten Ziele, die oft unerreichbar scheinen, aber auch die ‚komplizierten' Dinge müssen in handliche Zeitpakete zerlegt werden.

Stell dir das so vor:
Du kommst von einem Großeinkauf nach Hause und bringst zunächst alle gejagten Güter ins Haus. Getränke, Öl, Socken, Zahnpasta, Brot, Mehl, Eier, Gemüse, Glühbirnen, Besteck für die Geburtstagsparty der Tochter, zwei Filme, ein paar Nüsse und so weiter.
Das schmeißt du zuerst einmal alles auf einen Platz, meist landet es in der Küche. Und was passiert jetzt?
Richtig, du verräumst die Dinge dorthin, wo sie hin gehören. Alles hat seinen Platz oder seine Lade. Die Milch kommt in den Kühlschrank. Dort kommt auch der Ziegenkäse hin. Du hast nämlich nicht für den Ziegenkäse einen eigenen Kühlschrank und einen eigenen für den Humus und einen eigenen für das Joghurt. Alles, was kühl gehalten werden soll, landet in einem Kühlschrank. Im Tiefkühlteil landen die Dinge, die gefroren aufbewahrt werden müssen. Das Partybesteck kommt entweder in die Besteckslade oder zu den Partysachen, je nachdem, wo du es später brauchst. Die Socken gibst du zur Wäsche und so landet alles dort, wo es in deiner Welt hingehört.

Ließest du alles in der Küche herumliegen, würdest du bald nichts mehr finden und es würde dich schrecklich überfordern. Erst wenn du einen Plan erstellst – also ein System, eine Ordnung in die Sachen bringst – entspannt sich diese Situation sofort und vollständig.
Als nächstes kannst du dir dann Gedanken darüber machen, wie du für 25 Jugendliche kochen möchtest."

Er kritzelte etwas auf einen gefalteten Zettel.

„Ich zeige dir jetzt kurz ein paar Buchstaben. Merke sie dir."

Für vielleicht zwei Sekunden hielt er mir den Zettel hin, auf den er ‚KPITZ-TEEAE'
gekritzelt hatte.

„Schließe deine Augen und nenne mir die Buchstaben."

„Ähh, K, T, E, ..."
„Schade, schade, die Zeit ist abgelaufen," lachte er.
„Wie du siehst, kannst du mehr und schneller erfassen, wenn du einem sinnvollen Plan folgst. In diesem Fall sind die gleichen Buchstaben leichter zu merken, wenn sie wie folgt angeordnet werden."
Er schrieb ‚ZEITPAKETE' und lachte schallend.

Du kannst an die Sache herangehen, als ob du eine Reise planen würdest. Wenn du, sagen wir, nach Italien und dort nach Ferrara fahren möchtest, wirst du dir zuerst auf einer Straßenkarte anschauen:
- Wo liegt Ferrara?
- Wie kommt man dorthin?
- Welche Route wählt man am Besten von deinem Ausgangspunkt?
- Welche Etappen schaffst du in welcher Zeit?
und so weiter.
Wenn du losfährst, ohne auf die Straßenkarte zu schauen, bleibt dein Reiseziel ein Glücksspiel."

- 36 -

Vielleicht eine Dreiviertelstunde war vergangen, seit Kersten den Teig ruhen ließ. Jetzt teilte er ihn in kleinere Portionen, streute mit einer gekonnten Handbewegung etwas Mehl über den Esstisch und begann die kleineren Teigkugeln mit einem Nudelwalker auszurollen. Die ausgerollten Teigflecken legte er vorsichtig über jeweils eine Stuhllehne, um sie dort trocknen zu lassen. Das ganze Zimmer war jetzt von unserer Kocherei in Beschlag genommen.

Ein himmlischer Geruch hatte sich im Raum verbreitet. Kersten rollte die inzwischen getrockneten Teigflecken lose zusammen und schnitt sie in dünne Streifen. Die Streifen wurden ordentlich gerollt, damit sie nicht zusammenklebten und mit einem Küchentuch abgedeckt.

Jetzt wurde in einem großen Kessel Salzwasser zum Kochen gebracht. Mit höchster Konzentration legte er die Kräuternudeln in das siedende Wasser, um sie al dente zu kochen. Er goss das Wasser ab und ließ die Nudeln gut abtropfen. Jeder seiner Handgriffe erweckte bei mir den Eindruck, als hätte er in seinem Leben nie etwas anderes gemacht. Die Nudeln kamen wieder in den Topf und wurden mit ‚meinem' Pesto und etwas frisch gemahlenem schwarzen Pfeffer vermischt.

„So, in zwei Minuten sind sie perfekt", meinte er, während er rasch den Tisch reinigte und für uns deckte.
Auf einmal wurde mir bewusst, welch unglaublichen Aufwand wir betrieben hatten, um dieses Mahl zuzubereiten. Fast hatte ich Angst davor, die Nudeln zu kosten. Was, wenn sie nicht hielten, was ich mir von ihnen versprach?

„Ich hätte mir nie soviel Mühe gemacht, um eine einzige Mahlzeit zuzubereiten. Wir waren einen ganzen Tag unterwegs, um die notwendigen Zutaten zu besorgen und haben jetzt doch fast zwei Stunden gemeinsam gekocht" sagte ich mir, um meine Spannung zu überwinden.

„Du sollst nicht Aufwand betreiben und dich unter Druck setzen, so war das nicht gemeint. Aber heute hat uns alles wirklich Spaß gemacht und war somit eine Möglichkeit, aus dem heutigen Tag ein Fest zu machen.
Wir sollten immer danach trachten, jeden Tag zu einem kleinen Meisterstück werden zu lassen. Und da zählt alles dazu.
Ich gebe dir schon Recht. Nahr- und schmackhafte Speisen lassen sich sicherlich viel einfacher zubereiten. Aber es war der Weg, der uns zum Ziel geführt hat, und der jetzt unsere Freude ausmacht. Der Weg hat dir das Gefühl gegeben, dich und die Welt etwas besser kennen zu lernen. Wenn du für dich in deiner Welt voll Freude und festlich lebst, erstrahlst du auch für deine Umwelt. Und es geht nicht immer darum, dass die Welt es immer bemerkt. Es geht darum, dass es dir Spaß macht."

- 37 -

Ich war für ein paar Momente aus der Geschichte meines Buches geschlüpft. Dieses seltsame Buch, das es auf so merkwürdige Art schafft, meinen Geist und meine Aufmerksamkeit zu fesseln. Ich nahm jetzt kurzfristig meine Umgebung wahr, die auf mich allerdings nicht minder geheimnisvoll wirkte. Da stand ich nun in einem Raum ‚Mozart im Waldviertel'.
Aus einem Lautsprecher ertönt eine Arie aus der Zauberflöte – es ist die berühmte Arie des Sarastro. Als ob ich das originale Textbuch dieser geheimnisvollen Oper betreten hätte, bin ich auf einmal von einer Fülle von Symbolen umgeben. Rechts die Vergänglichkeit, in der Mitte die Hallen der Prüfung und hier: die Steinpyramide vom Schloss Rosenau. Sie soll schon in einer Landkarte aus dem Jahre 1771 als ‚Sitz der Götter' verzeichnet sein.

Offensichtlich ist die Bedeutung für mich im Augenblick größer, als mir klar ist.

Ich werde also neuerlich mein Buch befragen. Eintauchen in diese seltsame Geschichte und zwar an jenem Punkt, wo ich etwas über die Hintergründe erfahren kann.

Ich schlage mein Geheimnis des KIVER auf und …

- 38 -

Diese Pyramide lässt mich nicht mehr los. Zuviel auf einmal ist hier auf mich eingeprasselt. Göttliches Licht, wie es auch bei den Kabbalisten beschrieben wurde, soll ich genauso in diesem Bauwerk finden wie die Archetypen nach C. G. Jung? Als Jakobsleiter symbolisiert sie die Stufen zum Licht, die vier Elemente haben darin ihre Entsprechungen, genauso wie der menschliche Körper. Die vier magischen Ebenen der Manifestation, Tierkreiszeichen und setzt man sie in Beziehung zum Schloss Rosenau, nimmt sie das auflösende, das erlösende Zentrum Tipheret ein.

Das Waldviertel wird zu meinem magischen Universum, indem sich die Macht der Zeitqualität immer wieder und wieder wiederholt. Aber diese Kraft reicht ins eigene Leben.
Gespürt in jedem Moment des Seins.
Kein Teilzeit-Glück, sondern die 24-Stunden-Zufriedenheit. Das ist die Utopie, die sich jetzt in meiner Welt manifestiert. Der Lebensplan als zentrale Wirbelsäule und treibende Kraft. Davon ausgehend steigen wir die Ebenen der Emanationsleiter herunter, während das Waldviertel das seinige dazu tut.

‚Drosendorf', die alte Templerstadt. Der längste unterirdische Gang hat dort seinen Anfang. Die Thaya als Fluss des Lebens, das Schloss, die Geschichten, die Legenden, die Kraft …
Ich ziehe weiter zu meinen Erinnerungen. ‚Ottenstein': Auf einem Berg gelegen, hoch über dem größten Stausee des Kamps, geschichtsträchtig als mittelalterliches Mahnmal, die Ahnfrau Katharina, die ihr Bild verlassen soll und durch die Gemäuer spukt. Dabei legt sie jedoch Wert darauf, nicht mit der Greillensteiner Ahnfrau verwechselt zu werden. Diese beherrscht nämlich Gleiches und inspirierte keinen geringeren als Franz Grillparzer zu seinem bekannten Werk „Die Ahnfrau". Geisterhafter Grußtourismus im Doppelpaket.
‚Greillenstein': die Gerichtsbarkeit einer Region; die Spuren des Henkerswagens, die das Korn heute noch einen Meter höher wachsen lassen; das Verließ, die Wasserspiele, der Drache.

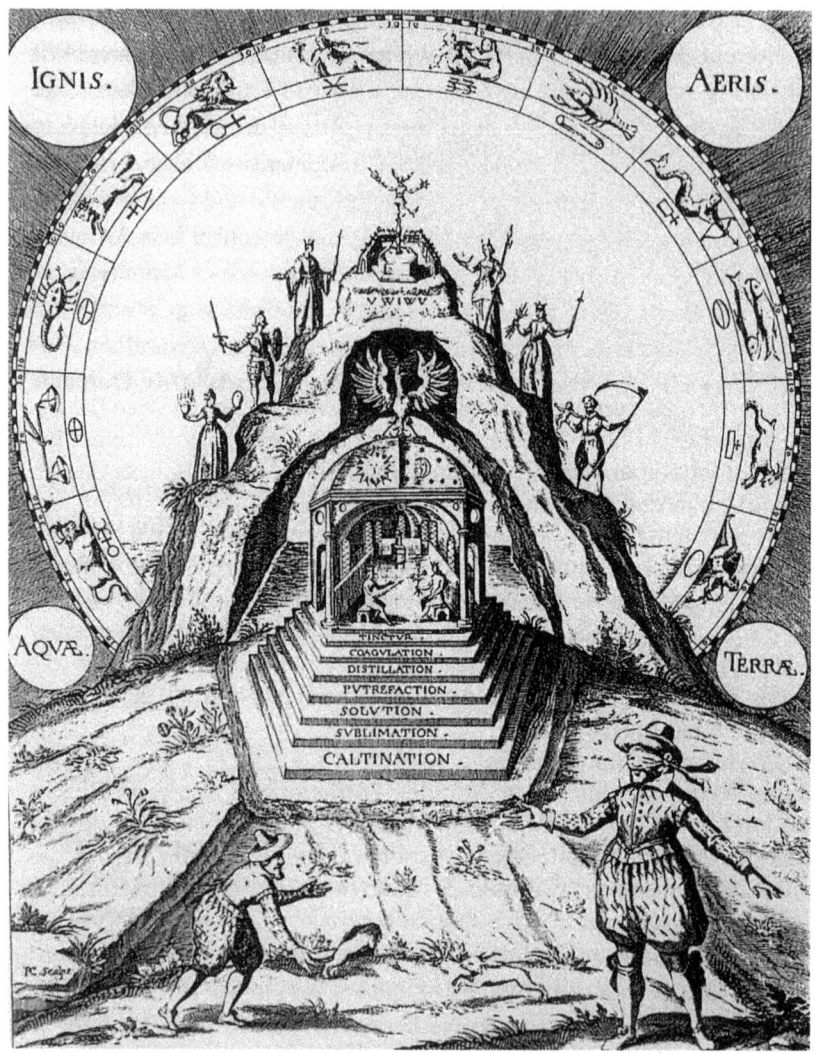

„Chymische Hochzeit" (Anfang des 17. Jahrhunderts)

‚Dobra': die Ruine, am mittleren Kampstausee mit den blauen Flämmchen – den Geschichten vom eingemauerten Karlsteiner und der ruhelosen Seele der schönen Hedwig.

Meine Anhöhe bei Tiefenbach: ein Originalschauplatz; das Paradies, der schönste Platz auf dieser Welt; Wasser, Erde, Wind und innere Glut – das Inhaltsverzeichnis des gesamten Universums; meine Bilder, meine Erinnerungen, meine Platz, meine Gefühle.

Mein hier verewigter Bruder Michael, der die gleichen Plätze mit seiner Energie aufgeladen hat. Meine Großeltern, Mutter, meine Familie, aber auch meine Kinder.
Die Bilder lösen in mir selbstverständliche Gewissheit aus.

Es ist erlaubt, diese Bilder bei sich zu tragen. Nicht nur im Herzen, nein, wirklich so ganz richtig bei sich mit zu tragen ...
Mein Buchplan übernimmt gerne die Verantwortung für meine Gefühle.

„Nicht Macht über andere, Macht über sich selbst führt zum Erfolg" lese ich neuerlich in meinem KIVER. Diese Bilder sind die Macht über mich. Das ist der Schlüssel für meine guten Gefühle. Das ist die Erlaubnis, sich immer genau dann gut zu fühlen, wenn man das möchte.

Jede einzelne Zelle meines Körpers, jeder Gedanke muss KIVER widerspiegeln. Von der höchsten Stufe der Pyramide hinein in die einzelnen Tätigkeiten. Vom großen Lebensziel in die einzelnen KIVER-Kategorien.
Weiter in die Magischen Wünsche, in die Tätigkeiten, in meine Lebenszeit.

Lebensqualität kann nur aus dem Rückhalt einer intelligenten Lebensstrategie entstehen. Geplante Zeitpakete platziert bringen mich ganz automatisch meinem Lebensziel näher.
KIVER nimmt mir die Last von meiner Schulter. Ich habe auf einmal die Möglichkeit mein Leben zu genießen.

Es ist erlaubt, die Emotionale Schleuse zu öffnen.
Es ist erlaubt, sich an all die Dinge zu erinnern, die einem Kraft gegeben haben, die gut waren, die positiv waren.
Es ist auch erlaubt, sich diese Erinnerungen zu notieren und im eigenen KIVER-Plansystem bei sich zu haben.
Ich stehe in Gedanken oft wieder in meinem Laddei.
Ich ziehe die Erinnerungen an mich heran.
Ich fühle in mir jetzt und hier wieder dieses erhebende Gefühl!
Ich fühle in mir die Größe.
Ich fühle in mir die Sicherheit.
Ich fühle in mir die Gelassenheit.
Ich ziehe eine weitere Erinnerung mit aller Macht an mich heran. Es ist eine sehr alte Geschichte. Der Applaus nach einem meiner ersten Konzerte – ich war vielleicht knapp sieben Jahre alt.
Noch eine Erinnerung: Wann war ich so richtig stolz auf mich selbst?
Wann habe ich mich so richtig groß gefühlt?
Wann war ich verblüfft über mich selbst?
Einige der schönsten Momente:

Meine tolle Tochter Florentina auf der Bühne der Wiener Volksoper. Wie sie da ganz alleine mit ihrem Charisma das ganze Haus ausfüllt. Diese Erinnerung gibt mir jetzt und hier Kraft.

Meine Kinder sind für mich sehr ergiebig, also weiter:
Das Glück über die positiv verlaufene Herzoperation meiner Tochter Sophie.
Mein Sohn Maximus, der ganz im Stillen meine Interessen teilt und denkt, ich würde es nicht bemerken.
Und natürlich mein Michael, der mich jeden Tag zum Lachen bringt. Eine begnadete Seele!

Ich beschleunige wiederum meine Gedanken.
Die lustigsten Erinnerungen. Worüber kann ich viel lachen?
Szenen aus Filmen, die ich so unglaublich lustig finde.
Bücher, Comix, Filme, Aussprüche, Zitate, Situationen, …
Immer mehr, immer schneller, …
Wann habe ich mich so richtig verstanden gefühlt?
Wann habe ich mich geliebt gefühlt?
Was war ein sehr naher Moment?
Wann habe ich mich sexy gefühlt?
Ein persönlicher Moment.
Nochmals Lachen.
Der stille Erfolg?
Der laute Erfolg?
…

Alle diese tollen Szenen schreibe ich mir jetzt auf. Ich lege sie mir in mein tägliches Plansystem.
So kann ich sie mir jederzeit durchlesen und mich somit perfekt auf meinen Tag vorbereiten.
Das ist Lebenskraft und täglich kommen neue Gefühle dazu!

Jetzt ist es wirklich nur mehr meine ganz persönliche Entscheidung, ob ich mich gut oder schlecht fühlen will. Das Leben ist so verdammt kurz und es geht vorbei, unabhängig, ob du es genossen hast oder ob du darunter gelitten hast.

Es ist alleine meine Entscheidung.
Das ist jetzt mein eigenes, ganz persönliches KIVER-Buch. Ich werde KIVER leben! Es ist mein echter Zukunftsplan. Es ist ein Plan ohne Kompromisse.
Dem eigenen Leben den Stellenwert zu geben, den es haben muss – das ist ab jetzt die Devise.
Zeit für die wirklich wichtigen Dinge zu haben.

EMOTIONALE SCHLEUSE:

KIVER ist die einzige Strategie, die wirklich magische Kräfte mobilisieren kann. Ich wurde also von Kersten in einen dunklen, höhlenartigen Raum geführt, der sich unterhalb der Pyramide zu befinden scheint.

„Das ist der Platz, an dem wir keine Zeit kennen", flüstert er mir zu. „Du weißt jetzt genug und kannst daher das uralte, überlieferte Geheimnis des KIVER erfahren."

Auf einem Thron am Ende dieses tempelartigen Ganges, auf der obersten von sieben Stufen, saß, wie der Hohenpriester ‚Kairos', der Meister über die Zeit. Um ihn herum spürte ich neuerlich die Anwesenheit vieler eigener Erinnerungen. So, als ob mein gesamtes bisheriges Leben anwesend wäre. Alle waren sie da, verschwanden aber, wenn man den Blick auf sie richtete. ‚Kairos' erhob sich:
„Das Geheimnis des KIVER lehrt dich die Überlieferung von einem magischen System, das die Erschaffung von Zeit, Lebensqualität und Zufriedenheit aller Menschen zum Ziel hat.
Von der Welt deiner Vergangenheit kommend, hast du über dich selbst und deine Umgebung nachgedacht. Du hast die dir auferlegten Prüfungen der Selbsterkenntnis bestanden und hast dich so für würdig erwiesen, Herr über deine Zeit zu werden."

Ganz schön theatralisch erschien mir die Geschichte soweit. Jedoch, all die Vorbereitungen, all die Übungen, die ich auftragsgemäß machte, haben bewirkt, dass dieses Ritual eine Bedeutung auf einer ganz anderen Ebene für mich hat.
Das war genial! Besser lässt sich ein Geheimnis nicht schützen. Alle Einzelbausteine liegen offen und klar vor dir. Doch du siehst sie nicht, weil du die Bedeutung nicht zuordnen kannst.
Du bist den Weg noch nicht gegangen, aber sobald du ihn gegangen bist, erkennst du, dass du alles sowieso in dir trägst. Jetzt war mir auch klar, warum Kersten immer so besonderen Wert darauf gelegt hat, dass ich die Übungen auch schriftlich durchführe. Somit entwickelte dieses System für mich die Kraft und innere Glut, die notwendig ist, um das eigene Leben zu genießen. Es war gut dokumentiert in meinem kleinen Buch und ich war sogar ein bisschen stolz.

So verstand ich auch diesen Kraftplatz. Diesen Raum, der für mich hier und jetzt zum Ebenbild meines persönlichen Kosmos geworden ist. Frei in Raum und Zeit wurde ich gerade in das Geheimnis des Waldviertler Steinorakels KIVER eingeweiht.

‚Kairos' begann zu sprechen:
„Du siehst die Symbole hier an der Wand, deren Bedeutung dir noch fremd vorkommen müssen. Aber sei dir sicher, einmal erkannt, wirst du deine nächste Stufe berühren.

Jede magische Handlung beginnt mit der Vorbereitung. Wenn wir einmal den Entschluss gefasst haben, etwas zu manifestieren, müssen wir alle Gedanken, Details, Wünsche und Träume vor uns auf den Altar legen. Nimm ein großes Blatt weißes Papier und mache es zu deinem Altar. Schütte deinen Kopf aus. Schreibe alle deine Gedanken, Bedenken, Ideen, Überlegungen, deine Fixpunkte und Einzelheiten auf dieses Papier. Komplettiere diesen Prozess, indem du die notwendigen Schritte nach Bedarf ergänzt.
Unabhängig davon, wie, wann und ob du diese Punkte umsetzen wirst, schreibe sie alle auf! Mach erst weiter, wenn dein Projekt, dein Tag oder deine Woche vor dir liegt. Kümmere dich nicht darum, wenn alles ungeordnet und durcheinander aus deinem Kopf fließt. Das ist natürlich und logisch. Auch hast du noch keine Hierarchien herausgearbeitet. Aber du kannst ab jetzt deine gesamte Aufmerksamkeit auf dein KIVER lenken.
Betrachte hier das erste Symbol der alchemistischen Formel."

Er zeigte auf die Steinplatte hinter ihm, in die eine Reihe von Zeichen eingemeißelt ist.

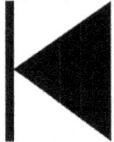

„Die Spitze des Dreiecks deiner Aufmerksamkeit zeigt auf exakt einen Punkt auf deiner Lebenslinie. Du musst diese Entscheidung auf der Basis deiner Vergangenheit und deiner Vorbereitung treffen. Deshalb zeigt deine Aufmerksamkeit zurück und nicht nach vor. Ein konkretes Ergebnis, das alle anderen möglichen Ergebnisse ausscheidet.

Das zweite Symbol der geheimen Formel lädt deine Entscheidung mit aller magischen Kraft auf. Es steht für die Wirbelsäule, durch die die lebenswichtige Energie, der zwingende Grund fließt. Es ist der Träger der Existenzberechtigung. Die Notwendigkeit deiner Handlung.

Jetzt richte deine Aufmerksamkeit auf die Umsetzung und bringe deine Energie auf die Erde. Die Spitze deiner Aufmerksamkeit zeigt nach unten und du wirst aktiv. Lande deine Träume, indem du den Grundstein der Verwirklichung legst.

 Jetzt steigst du die sieben Stufen des alchemistischen Prozesses zum Brautgemach der ‚Chymischen Hochzeit' inmitten der Pyramide hinauf. Du realisierst deinen magischen Plan.

 Du hast deinen Kosmos durch den Einsatz deiner konzentrierten Aufmerksamkeit auf eine höhere Stufe gehoben. Das Dreieck deiner Aufmerksamkeit ruht auf der Erde mit der Spitze nach oben. Das Symbol für entspannte Zufriedenheit. Es genügt nicht, das Ziel erreicht zu haben. Wir müssen es auch genießen und mit Zufriedenheit belohnen.

Dies ist das Geheimnis des KIVER. Du darfst keinen dieser Schritte auslassen und nichts hinzufügen. Auch ist es nicht erlaubt, die Reihenfolge zu verändern. Wenn du diese einfache Formel beherzigst, wird dir alles möglich. Das ist die Pforte zu deinem Glück.

Wenn du die Formel betrachtest, wirst du auch erkennen, dass darin auch optisch das Geheimnis des KIVER enthalten ist. Du wirst damit sicheren Schrittes auf deinen Wegen wandern.

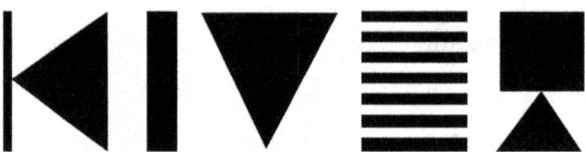

Mehr brauchst du nicht zu wissen. Du bist jetzt Herr über deine Zeit! Das ist das Geheimnis, das nur erfahren werden kann."
Stille.
Niemand sprach mehr ein Wort.
Es wurde ganz dunkel um mich und als ich wieder zu mir kam, war ich wieder mit Kersten bei der Pyramide.

- 40 -

Ich war sehr froh, als ich merkte, dass Kersten noch bei mir war.
Er begann mir nochmals die erlebte Zeremonie in einfachen Worten zu erklären:

„Du brauchst einen Plan für dein Leben. Wenn du keinen hast, irgendjemand hat bestimmt einen. Die Wahrscheinlichkeit, dass dich ein fremder Lebensplan zu deinen eigenen Zielen bringt ist allerdings sehr, sehr gering.

Bevor du also irgend etwas zu planen beginnst, sammelst du deine Ideen, Wünsche, Zusagen und Verpflichtungen. Es ist eine Art Brainstorming und du musst es natürlich auch nicht auf einen Sitz erledigen. Du schreibst einfach zusammen, was dir zu diesem Tag, zu dieser Woche, diesem Projekt oder Geschichte einfällt.
Du machst ab jetzt keinen Tagesplan, keinen Wochenplan und kein Projekt mehr, ohne dass du vorher deinen Kopf auf einem weißen Blatt Papier ausleerst.

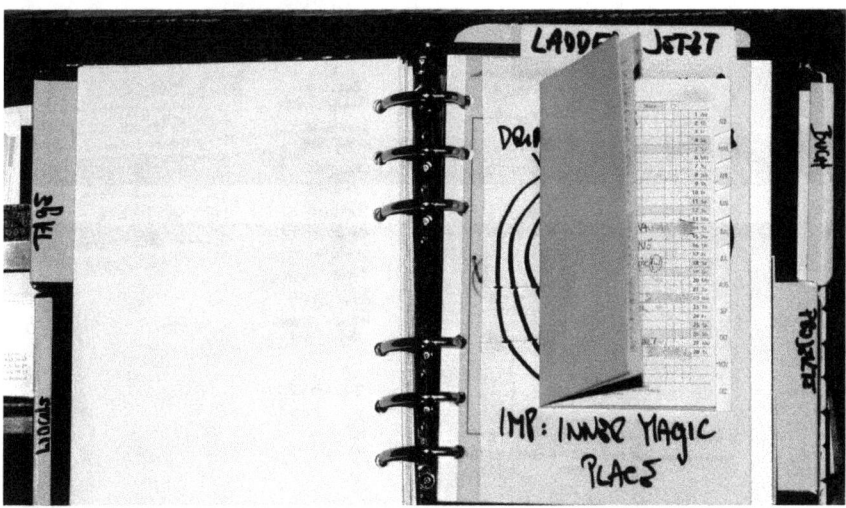

Der nächste Schritt ist dann schon dein KIVER. Du produzierst also Zeitpakete.
Dabei schaust du, was inhaltlich zusammen gehört. Welche Bereiche steuern auf das selbe Ziel zu und welche konkreten Ergebnisse erwartest du dir.

Damit es für dein Gefühl, für deine Geisterwelt auch wirklich interessant und erstrebenswert ist, findest du natürlich einen starken Grund, eine intensivierende Kraft die dir sagt, warum du unbedingt diese Ergebnisse erreichen musst.

Dazu schreibst du dann alle Einzelschritte, die zur Verwirklichung deiner erwarteten Ergebnisse gehören. Du folgst also deiner intelligenten Strategie.

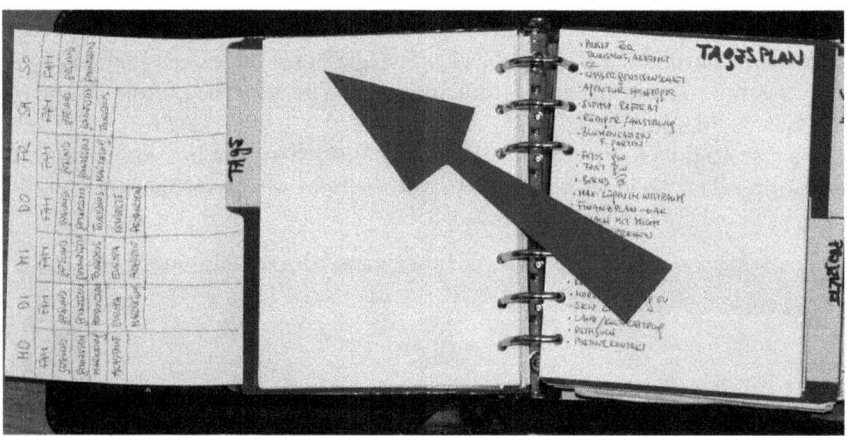

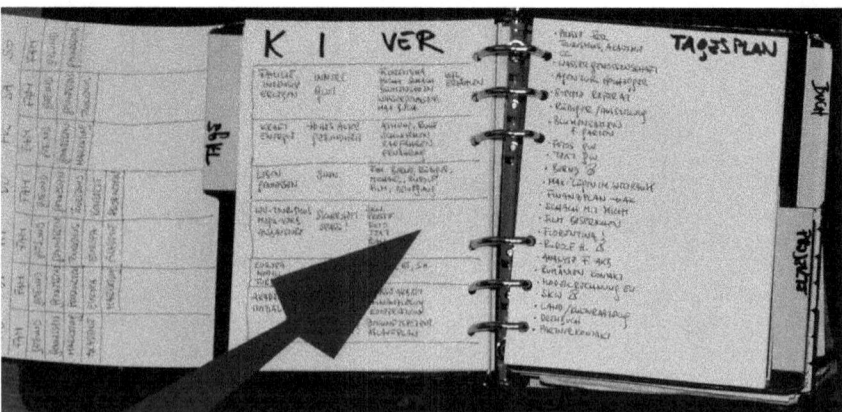

Auf einmal ist ein Tag mit vielleicht 20 verschiedenen Terminen auf vier oder fünf Ergebnisse kristallisiert. Jedes dieser Ergebnisse ist zusätzlich an deinen

Lebenszielen ausgerichtet – du erinnerst dich an die Kategorien der Kontinuierlichen Immerwährenden VERbesserung.

Die wirklich schöne Sache daran ist, dass du meistens gar nicht alle Dinge tun musst, um das gewünschte Resultat zu erhalten. Du musst oft nicht einmal die Dinge selbst tun, sondern kannst dich darauf konzentrieren, dass du mit viel Freude und Zufriedenheit deine Ergebnisse produzierst. Die helfenden Hände an deiner Seite freuen sich zusätzlich darüber.

Als nächstes solltest du dir zu jedem dieser Zeitpakete überlegen, wie lange du zum Erreichen des Resultates geschätzt brauchen wirst.
Das heißt, du reservierst in deinem Kopf die Zeit, die deiner Meinung nach notwendig ist.
Das war das Dreieck mit der Spitze auf die Erde. Das war damit gemeint, deine Träume zu landen.
Als nächstes kommen die sieben Stufen zu Chymischen Hochzeit: Für deine Ergebnisse setzt du jetzt entsprechende Zeitspannen an und fixierst sie. Die einzelnen Aktivitäten erhalten jetzt eine ganz bestimmte Tageszeit. Dazu kommt die Kennzeichnung deines ‚lebendigen Resultates', also des gewünschten Ergebnisses.

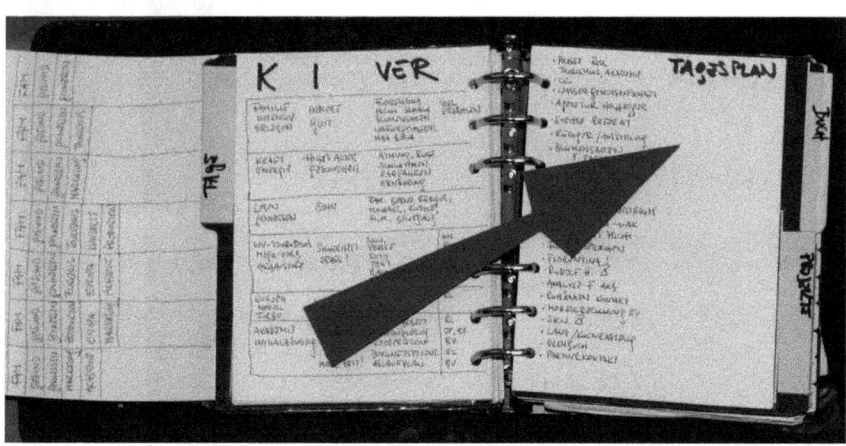

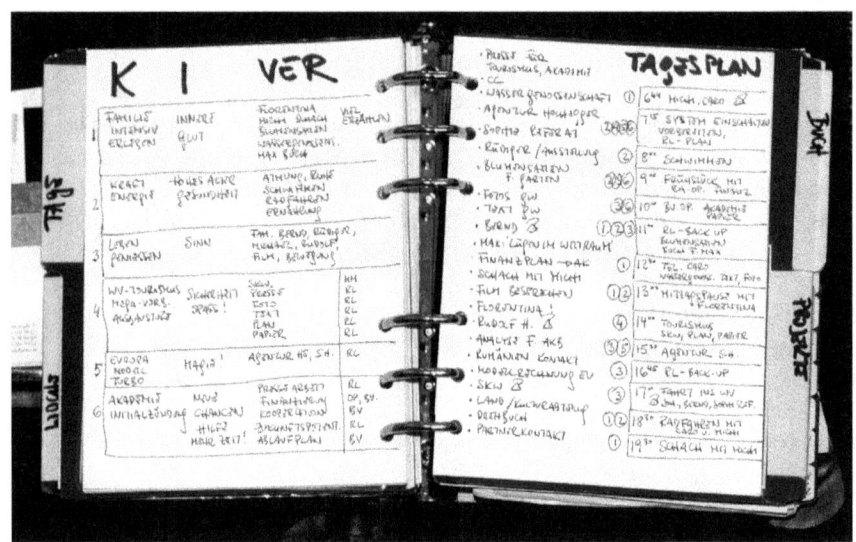

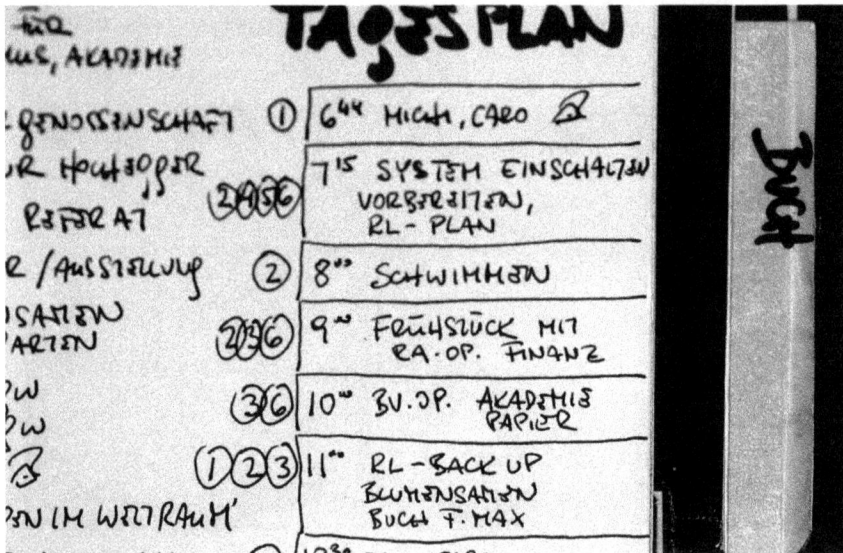

Du wirst verblüfft sein, um wie viel leichter dir all die Dinge von der Hand gehen werden, wenn du sie mit den entsprechenden lebendigen Resultaten assoziierst.

Du hast jetzt fast alles getan, was du zum Realisieren deiner Träume tun kannst. Du hast die Voraussetzung geschaffen, dass du maximale Freude aus deinem Tun ziehen wirst.

Realisiere jetzt diesen Plan. Gehe hinaus und genieße das Tun, während du dich mit jedem Schritt deinem Lebensziel und deinen magischen Wünschen näherst.

Sei besonders achtsam im Beobachten deiner produzierten Ergebnisse. Sind das die gewollten oder musst du flexibel sein? Sei aufmerksam und interessiert. Übernimm die Verantwortung für deine Zufriedenheit. So wirst du immer rascher, immer fröhlicher und immer leichter deine Geschichten erfolgreich abschließen können und deine Ziele erreichen. Damit bist du dann auf eine höhere Ebene gesprungen.

Dies sollte für dich jedes Mal ein zwingender Grund zum Feiern sein! Freue dich und lasse deine Umgebung merken, dass du dich freust, damit du und deine Geisterwelt mit diesen Erfolgen viele, viele Friedensgeister, viel Harmonie und Freude verbindet.

Somit fallen dir die Geschichten das nächste Mal gleich noch einmal so leicht und bereiten dir kontinuierlich mehr Freude.

Damit du das ganze Potential, alle Kraft, die im Geheimnis des KIVER liegt voll nützen kannst, Zeit, Lebensqualität und Zufriedenheit in Überfluss hast, musst du folgendes Versprechen einhalten:

1. Vier Mal im Jahr überprüfst du deine KIVER-Kategorien und formulierst deine erwarteten Ergebnisse. Finde heraus, ob die gemachte Einteilung der Grundsteine deiner kontinuierlichen, immerwährenden Verbesserung heute noch genauso passen, wie vor einem Vierteljahr. Ergänze eventuell die Kategorien oder lege sie zusammen, wenn du den Eindruck hast, dass dir diese Veränderung die Arbeit damit erleichtert.
Die Ergebnisse dieser Arbeit solltest du ganz prominent in deinem Buch mit dir tragen! Produziere KIVER-Pakete, also lebendige Resultate, die du innerhalb der nächsten drei Monate erzielen wirst. Intensiviere diese Pakete mit einem überzeugenden ‚Warum' und schreibe viele Aktionen zu jedem dieser Ergebnisse, die dich allesamt rasch und mit viel Freude zu diesen Zielen bringen.

2. Einmal pro Woche hältst du deine ‚Stunde der Wahrheit' ab. Du folgst dabei dem gleichen Pfad des KIVER, wie du es gelernt hast:
Vorbereitung: Du erlebst und vertiefst deine KIVER-Kategorien. Durch die Auseinandersetzung mit deinen Kategorien der kontinuierlichen, immerwährenden Verbesserung bist du in einer positiven Grundstimmung. Das ist ja, wie du dich sicherlich erinnerst, eine der wichtigsten Voraussetzungen für eine funktionierende Planung.

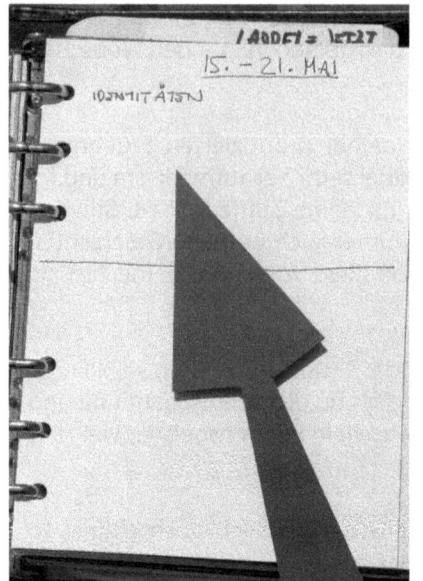
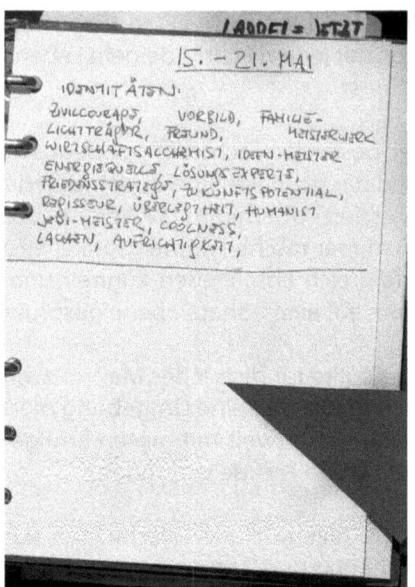

Als nächstes schau dir deine wichtigsten Erfolge der letzten Woche an. So vertraust du deiner Planung noch mehr. Auch finde heraus, welche deiner Ergebnisse du vielleicht noch nicht produzieren konntest.

Jetzt sammelst du alle Gedanken zu dieser Woche – möglicherweise hast du ja schon vorige Woche manche Punkte in deinen Wochen-Sammelplatz geschrieben.

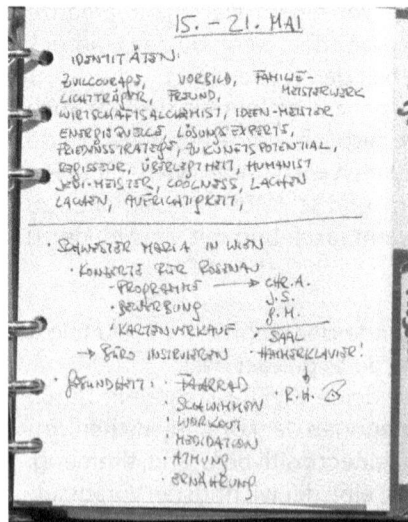
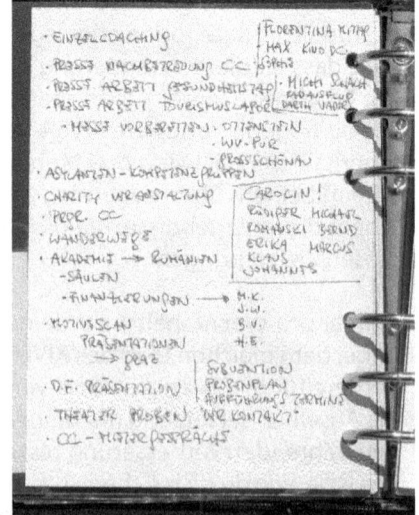

Daraus formulierst du deine KIVER-Pakete, also alle lebendigen Resultate, die du diese Woche wirklich erreichen wirst. Dazu kommen die intensiven Gründe, damit uns die Geschichte auch wirklich leicht fällt.
Ungefähr die Zeit schätzen und einteilen. Das bedeutet in diesem Fall, dass du die Verwirklichung aller lebendigen Resultate auf die einzelnen Wochentage aufteilst.
Plane unbedingt auch Zeit zum Feiern ein!

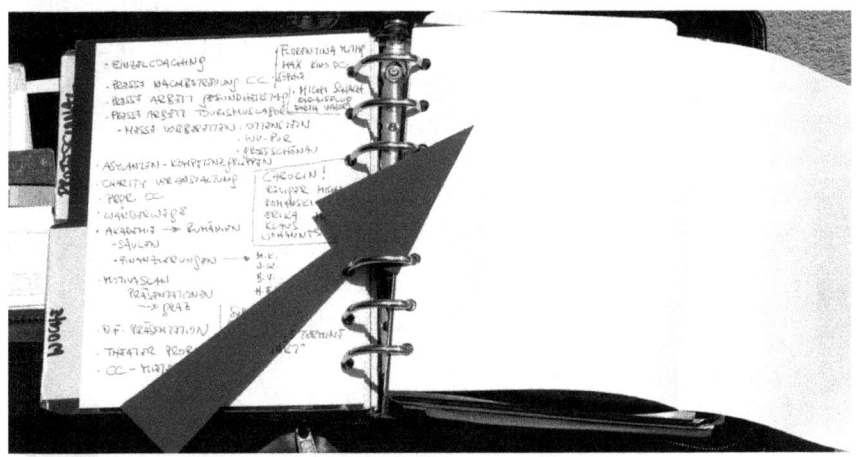

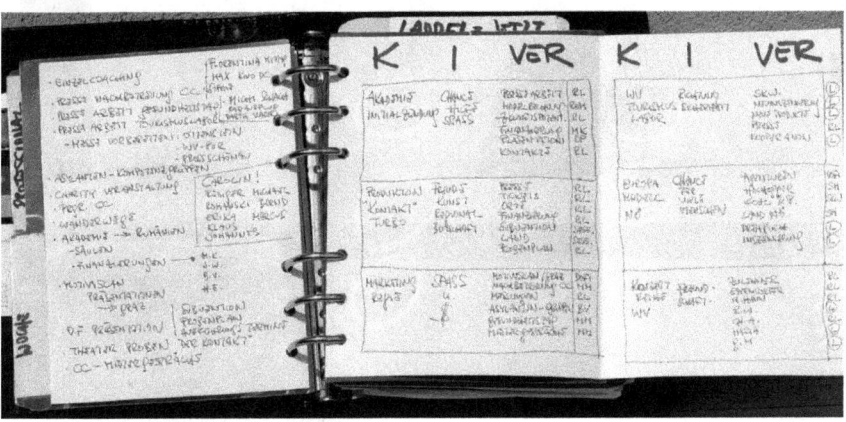

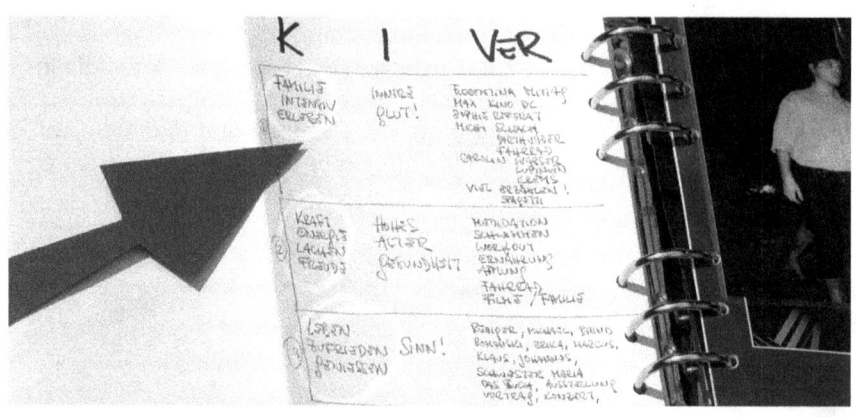
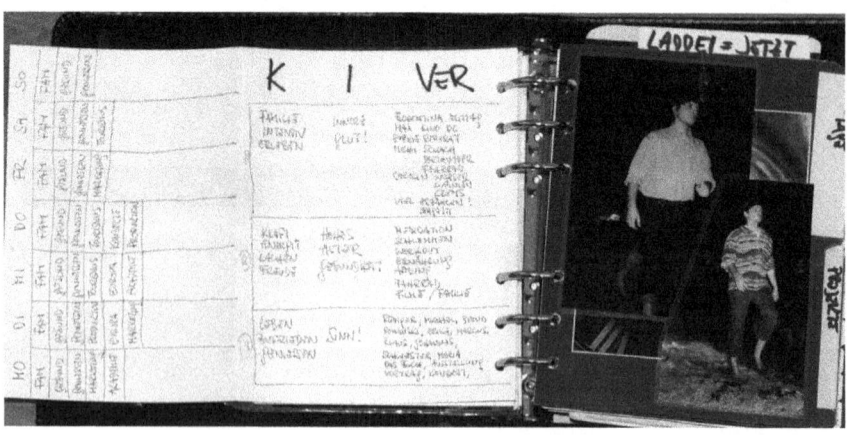

3. Einmal jeden Tag hast du für zehn Minuten deinen ‚Magischen Moment'. Du entwickelst für dich die Kraft und Energie, die dich durch den Tag trägt.
Und wie machst du das? Ganz richtig du hast es erraten:
Sammeln – alle Gedanken zum Tag auf ein Blatt Papier.
KIVER-Pakete erstellen – konkrete Ergebnisse, intensive Gründe und intelligente Verwirklichungsstrategien.
Zeit schätzen und fixieren.
Erledigen und Feiern!

4. Deine Magischen Wünsche, also deine Projekte musst du natürlich auch strukturieren und nach der gleichen Strategie planen. Ich würde dir hier raten, dass du alles, was mehr als drei KIVER-Pakete benötigt, um realisiert werden zu können, als ‚Projekt' behandelt und geplant wird.

Auch hier, die gleichen Schritte und die gleiche Reihenfolge:
Sammeln aller Gedanken dazu;
KIVER-Pakete mit klaren konkreten Etappenzielen bzw. Teilschritten. Natürlich auch hier für unser ureigenstes Vergnügen, ein intensiver, guter Grund – ein Warum.
Zeitschätzung und Termine fixieren.
Flexibel die Realisierung beobachten und nicht vergessen zu feiern!

- 41 -

Über mir erstrahlt ein funkelnder Sternenhimmel. Ich bin gerade draufgekommen, dass ich mit meinem Feldstecher die Ringe des Saturns wahrnehmen kann. Dies hat mir mein toller Sohn Max entdeckt. Florentina, meine großartige Tochter, hat mich gerade freiwillig ein Wochenende lang bei meinen Ahnenforschungen unterstützt. Wir hatten so viel Spaß dabei.
Meine unglaublich starke Sophie rief heute an, um einen ganz persönlichen Erfolg in der Schule mit mir zu teilen. Und Michael, der coolste Bub der ganzen Welt, mein sechsjähriger Sohn, hat mich gerade zu seinem Geburtstagsfest eingeladen, zu dem nur seine besten Freunde kommen dürfen.
Meine geliebte Carolin lächelt hintergründig, während sie diese Zeilen liest.
Es ist ein gutes Gefühl zu wissen, dass ich mein eigenes Leben, meine Lebensqualität beeinflussen kann.
Es ist ein gutes Gefühl, mich selbst zu beherrschen.
Es ist ein gutes Gefühl, zu leben.

Ich habe mein eigenes Buch über „Das Geheimnis des KIVER" verfasst. Es hält meine Welt zusammen. Es hält mich am richtigen Weg und gibt mir die Möglichkeit, die Freude so zu leben, wie ich es mir immer erträumt habe.

„Du hast ja eine schöne Reise hinter dir. Jetzt fehlt nur mehr ein kleines Detail", sagt plötzlich Berghans zu mir, der gekommen war, um mich wieder aus der Geisterwerkstatt abzuholen. Dabei schaut er an mir vorbei, aus meiner Welt, direkt in Ihre Augen.

„Wenn du so wirklich glücklich bist, behalte es nicht für dich. Teile es mit den Menschen, die dir wichtig sind. Hilf denen, die deine Hilfe brauchen. Lass nicht zu, dass Menschen unter ihrem Leben leiden. Diese Welt ist so prachtvoll und reich. Sie ist so groß. Dieses Leben hat so viel Chance und so viele Möglichkeiten. Geht diesen Weg gemeinsam. Dann werdet ihr noch mehr Freude daran haben. Macht euer Leben zu einem Meisterstück. Das macht nämlich Spaß und lohnt sich wirklich."

ZUSAMMENFASSUNG

Mein KIVER-Buchplan

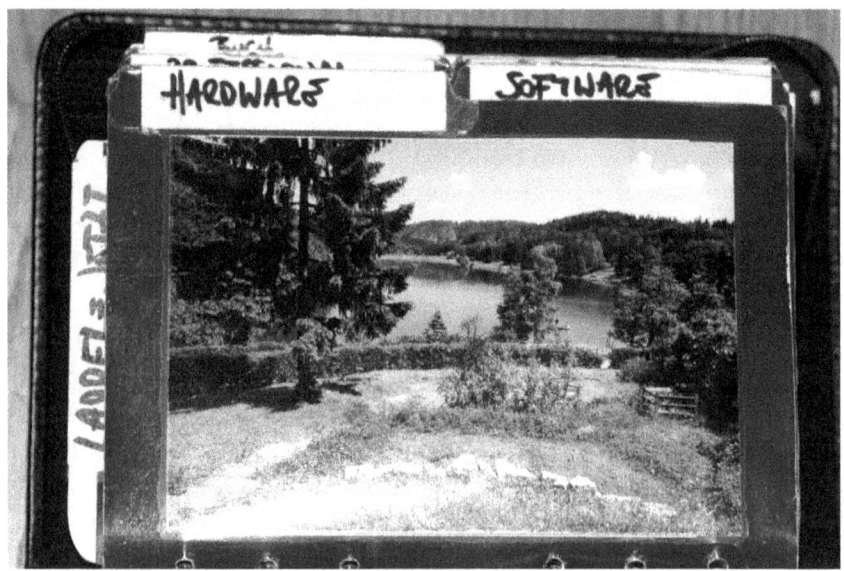

HARDWARE

K: Lebensvision
I: Lebensgrund
VER: Wahre Identität
     Tugenden
     Wertvorstellungen
     Kredos
     Harmonieregeln

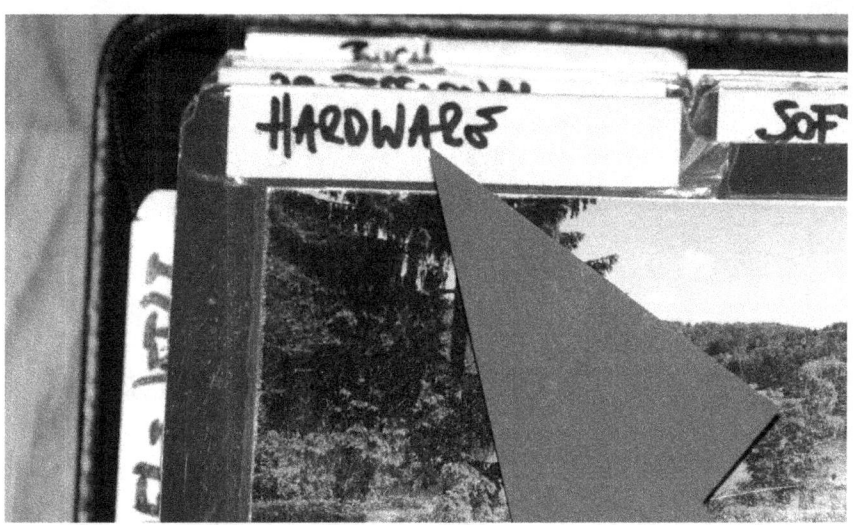

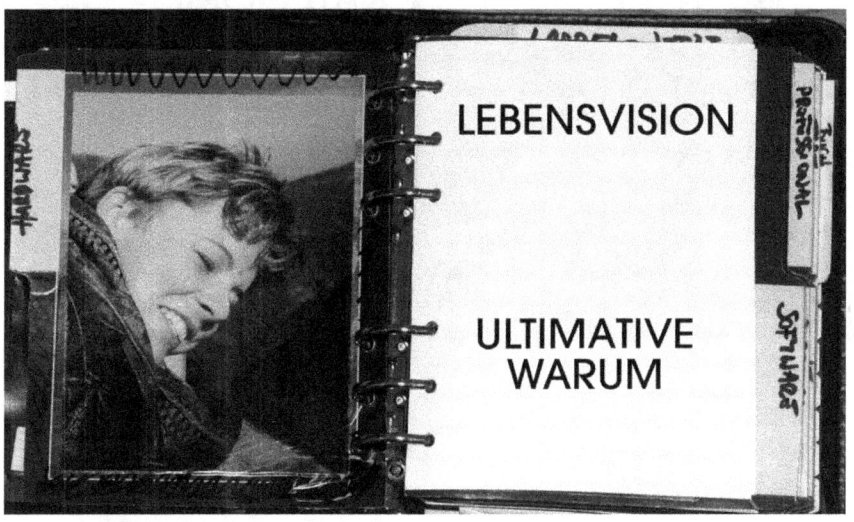

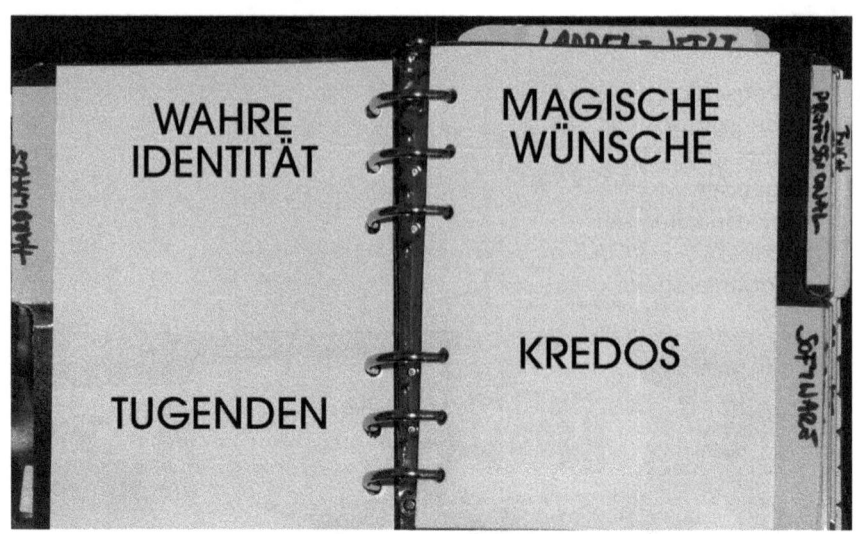

SOFTWARE

KIVER-Kategorien

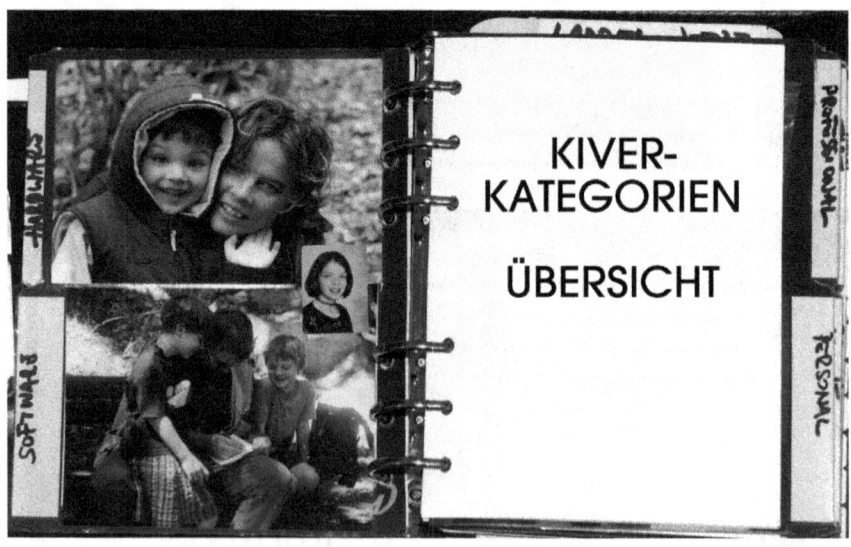

Privat (personal)

Sammeln:
K:
I:
VER:
Feiern:

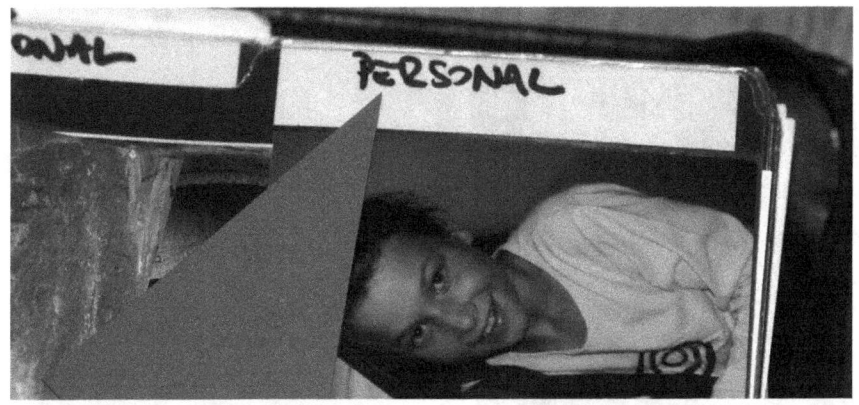

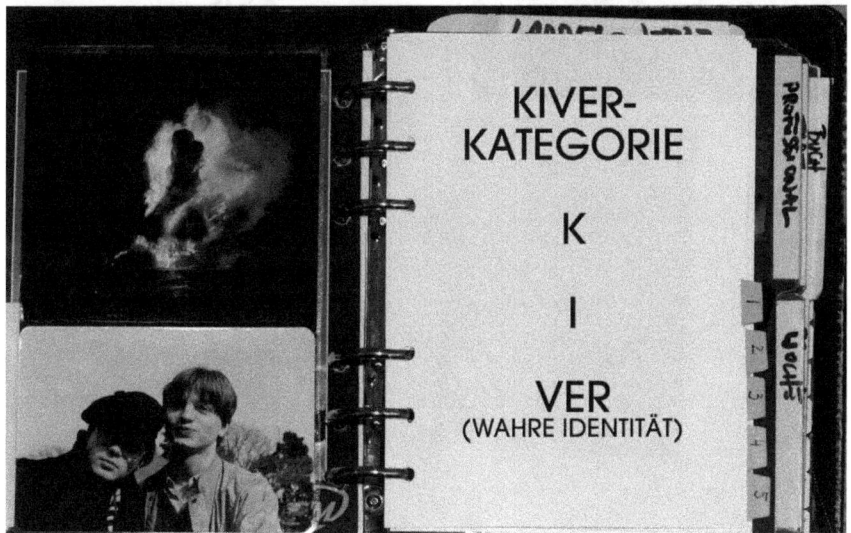

Professionell

Sammeln:
K:
I:
VER:
Feiern:

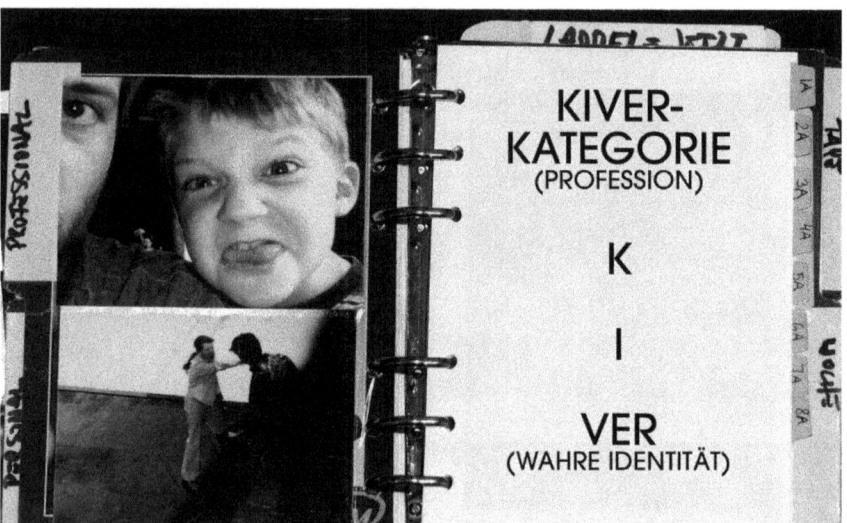

WOCHEN

‚Stunde der Wahrheit'
Sammeln:
K:
I:
VER:
Feiern:

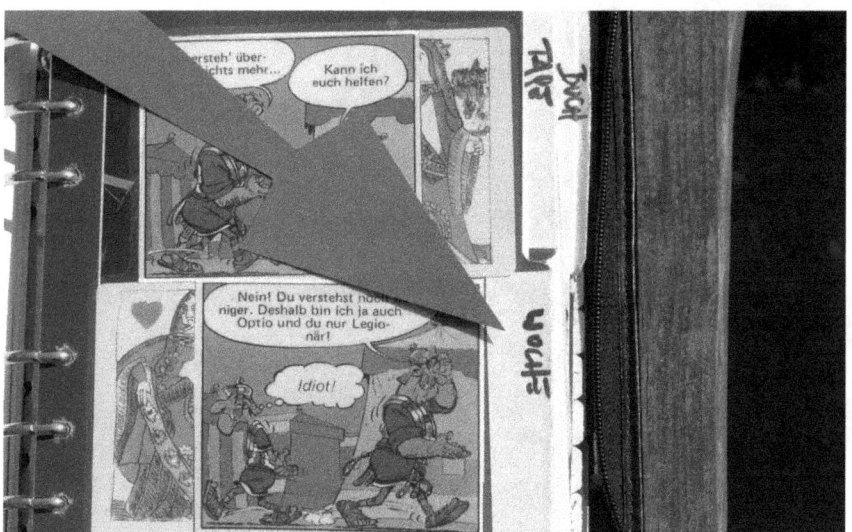

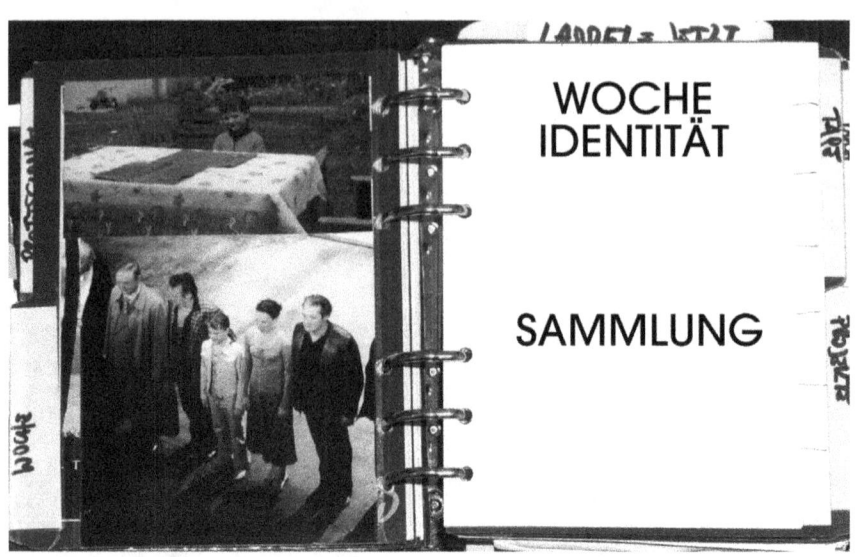
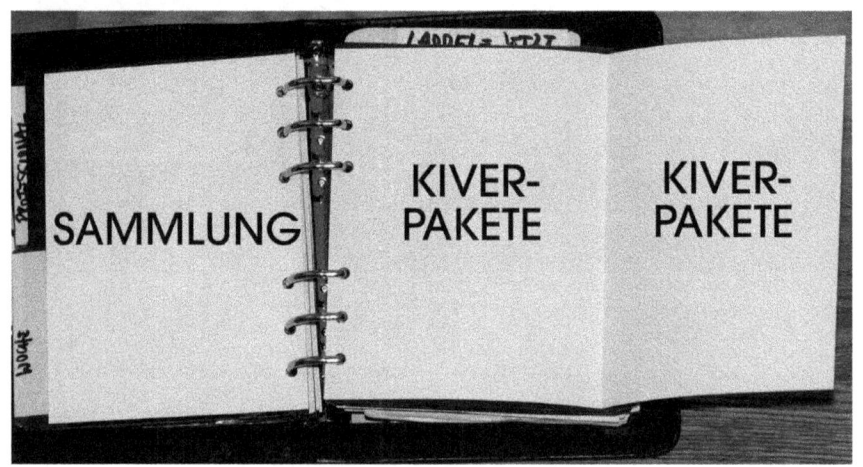

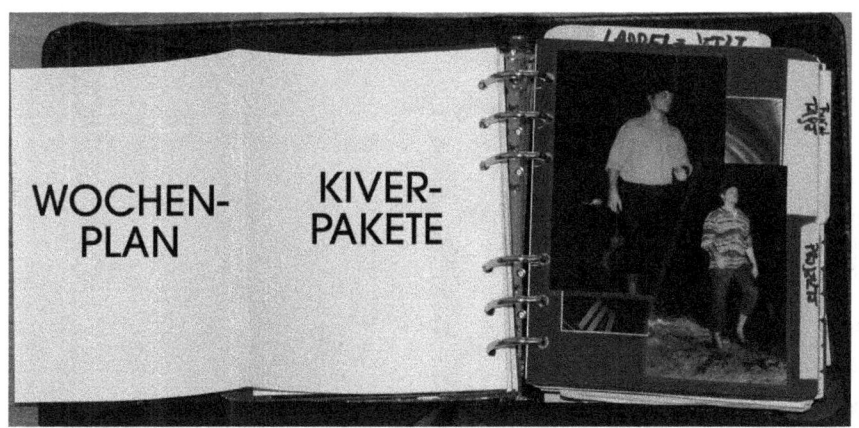

TAGE

Sammeln:
K:
I:
VER:
Feiern:

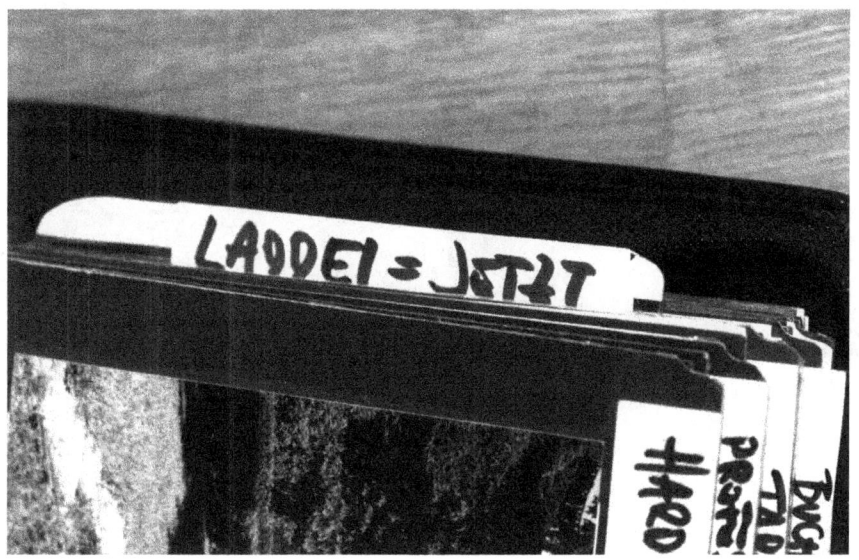

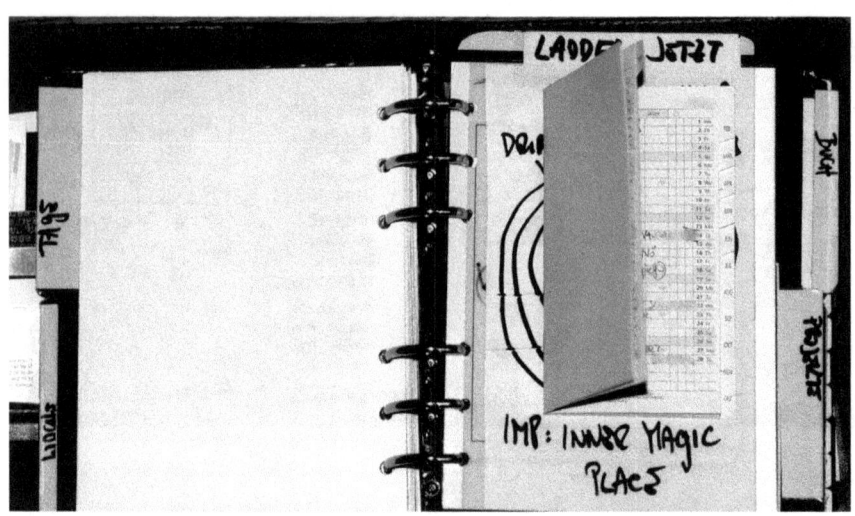

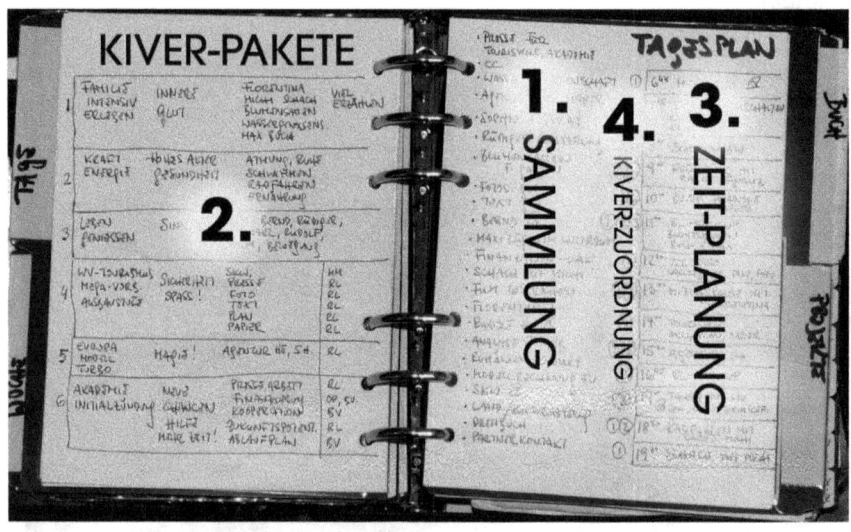

PROJEKTE

Sammeln:
K:
I:
VER:
Feiern:

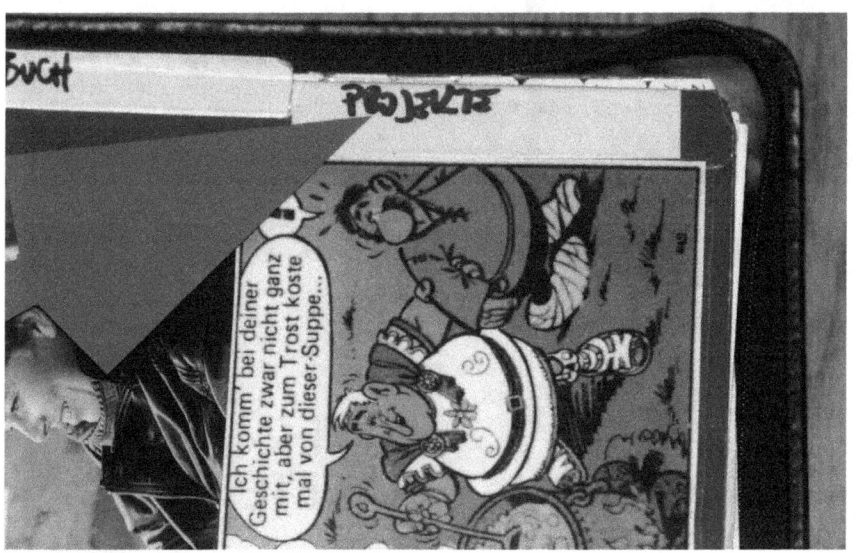

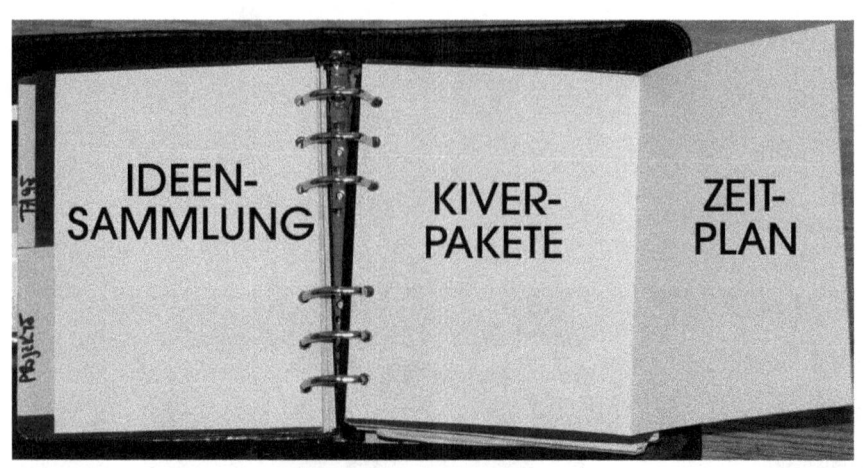
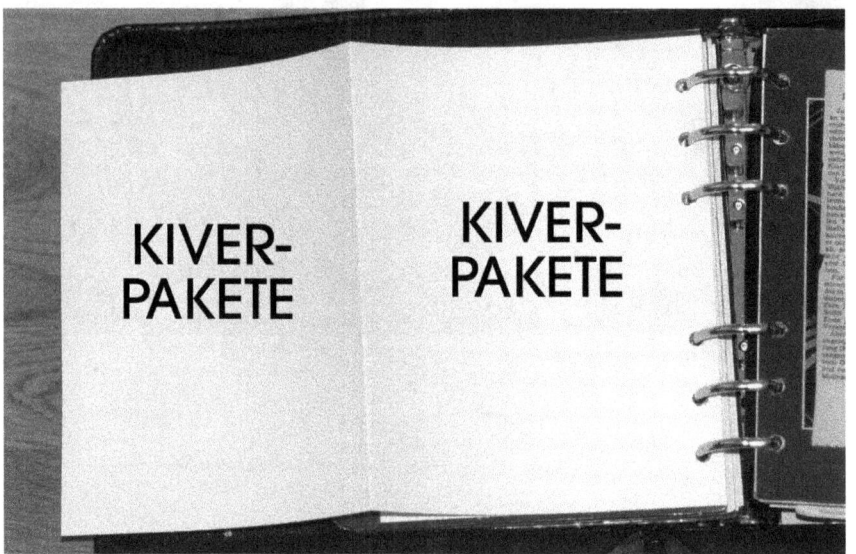

IDEENSPEICHER / BUCH

Großartige Situationen
Emotionale Schleuse
Witze
Aussprüche
Ideen
Gedanken

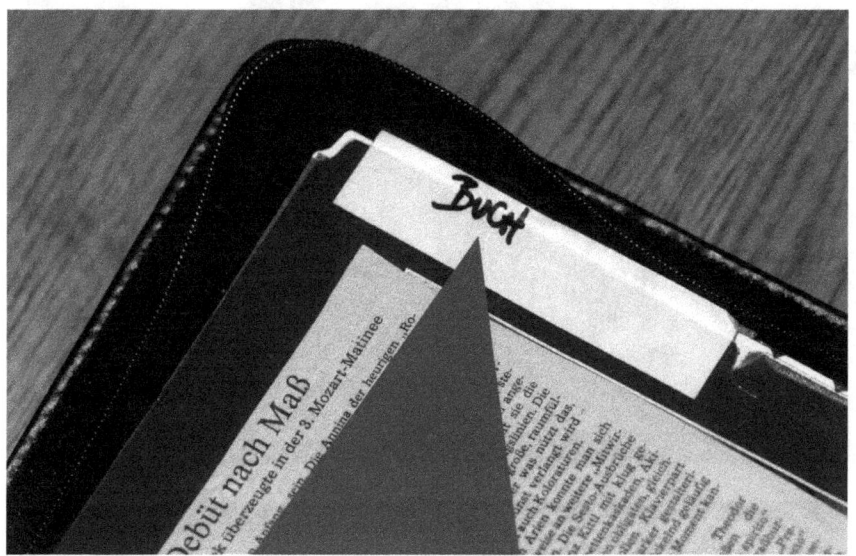

MENSCHEN

Mein Adressbuch
Buchstabenindex
Extra Notitzblock z. B. für Gesprächsprotokolle

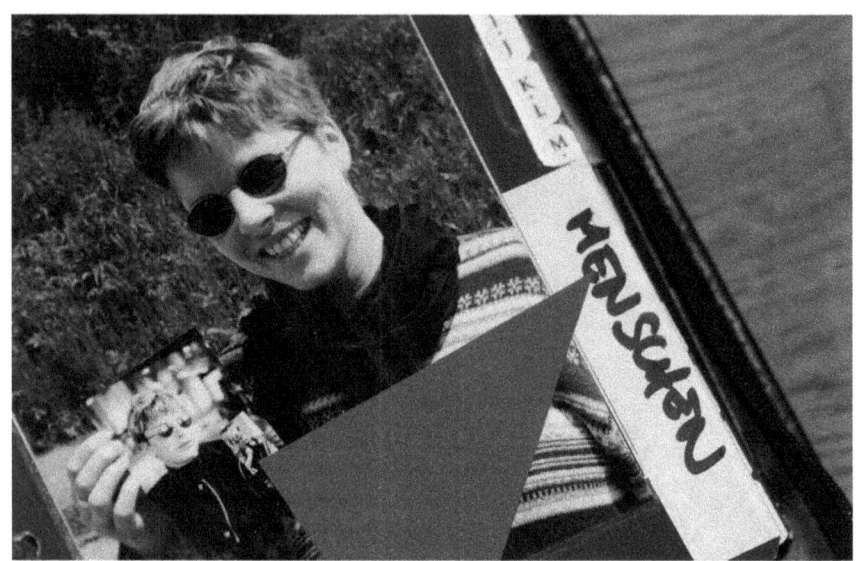

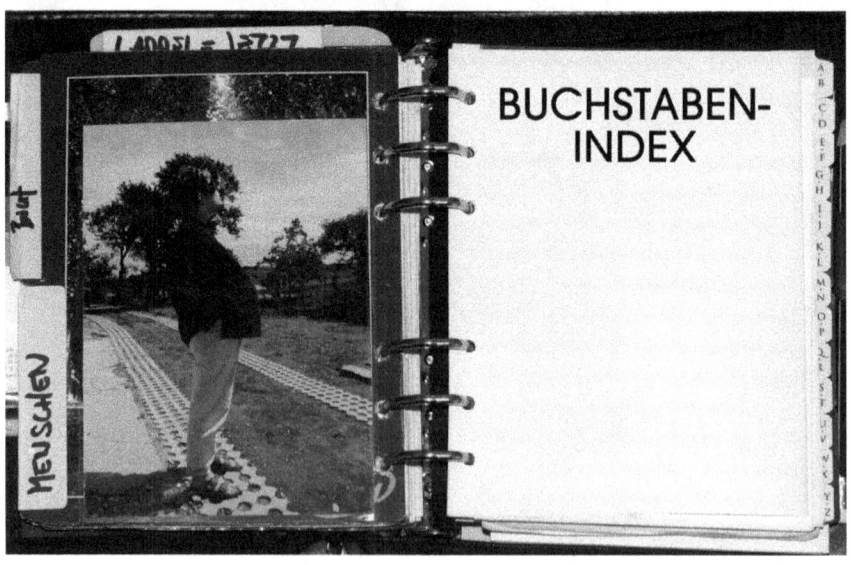

KRAFTKAMMER

Maximal vier Kammern
Hintergrund
Protokolle
Informationen

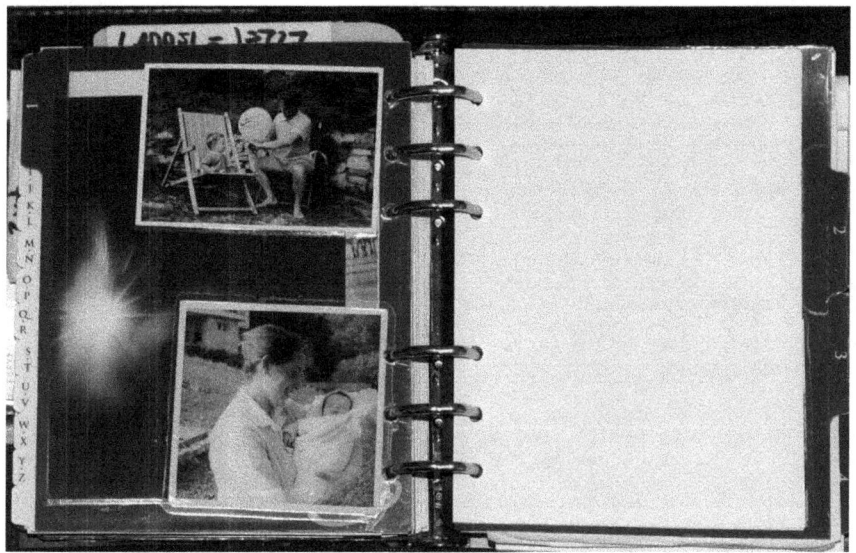

ÜBUNGSVERZEICHNIS

Kopf ausschütteln	51	Ritual des einschränkenden Kredos	95
Lebensvision	52		
Das Ultimative Warum	54	Verändertes Kraft-Kredo	96
Wahre Identität	55	Was fühlst du?	110
Tugenden	56	Botschaften der Emotionen	113
Aktionsplan	58	Monsterabwehr-Plan	116
Typische Tätigkeiten	64	Lustig gefühlt	121
Magische Wünsche	65	Frei gefühlt	122
Widersprüche	67	Stark gefühlt	123
Magische Sieger-Wünsche	68	Positivstes Erlebnis	124
Entscheidung intensivieren	69	KIVER-Kategorien	136
Magische Wünsche – Wertvorstellungen	71	Beispiele	137–142
		Konzentrationsübung	151
Kraft-Kredos	76	Zeitqualitäten	156
Großartiges Gefühl	83	Stärken	156
Lausiges Gefühl	84	Nutzen	157
Großartiges Geisterritual	88	Ziel	157
Einschränkendes Kredo	89	Magischer Wunsch	157
Warum einschränkend?	90	Plan	158
Nutzen daraus?	91	Hilfe	158
Schaden daraus?	92	Emotionale Schleuse	183
Schaden in der Zukunft?	93	Tagesplan	187–190
Vorteile einer Veränderung	94	Stunde der Wahrheit	191–195

BIBLIOGRAPHIE

Aristoteles: *Über die Welt.* Reclam, Stuttgart, 1991
Ashmole, Elias: *History of the Most Noble Order of the Garter and the Several Orders of Knighthood in Europe.* Kessinger Publishing´s Reprint
Bentov, Itzhak: *Auf der Spur des wilden Pendels.* Rororo, Reinbek, 1988
Berendt, Joachim-Ernst: *Nada Brahma – Die Welt ist Klang.* Rororo, Reinbek, 1989
Binkley, Sue: *The Clockwork Sparrow.* Time, Clocks and Calendars in Biological Organisms. Prentice-Hall, Englewood Cliffs, 1990
Chopra, Deepak: *Grundlagen der Ayurveda-Medizin.* Lübbe, Bergisch Gladbach, 1990
Clason, George S.: *The richest Man in Babylon.* Signet Books, 1988
Cousto, Hans: *Die Kosmische Oktave.* Synthesis, Essen, 1984
Erickson/Rossi: *Hypnotherapie.* Ernst Klett & Cotta´sche Buchhandlung, Stuttgart, 2004
Erickson, Milton H.: *Meine Stimme begleitet Sie überallhin.* Ernst Klett & Cotta´sche Buchhandlung, Stuttgart, 1986
Fazekas, Christian: *Psychosomatische Intelligenz.* Springer Wien New York, 2005
Frankl, Viktor: *… trotzdem Ja zum Leben sagen.* dtv, München, 1982
Franklin, Benjamin: *Autobiographie.* C. H. Beck, München, 2003
Gerber, Richard: *Vibrational Medicine.* Bear & Company, Rochester, 2001
Geyer, Horst: *Über die Dummheit.* Ursachen und Wirkung. VMA, Wiesbaden, 2006
Goscinny/Uderzo: *Asterix der Gallier.* Delta, Stuttgart, 1995
Goscinny/Uderzo: *Der Seher.* Delta, Stuttgart, 1995
LaFontaine, Jean de: *Fabeln.* Reclam, Ditzingen, 1991
Liedtke, Rüdiger: *Die Vertreibung der Stille.* dtv, München, 1988
Lynch/Kordis: *Strategy of the Dolphin.* Arrow, 1990
Mackay, Charles: *Extraordinary Popular Delusions and the Madness of Crowds.* Templeton Foundation Press, Philadelphia London, 2000
Mulford, Prentice: *Unfug des Lebens und des Sterbens.* Fischer Taschenbuch, Frankfurt, 1977
Rahmann, Hinrich: *Das Gedächtnis – Neurobiologische Grundlagen.* Springer, Heidelberg, 1988
Selby, John: *Atmen und Leben.* Rororo, Reinbek, 1987
Suhr, Dierk: *Die Alchemisten.* Jan Thorbecke, Ostfildern, 2006
Taylor, Eldon: *Die Subliminal-Methode.* Goldmann, 1992
Theroux, Paul: *Millroy the Magician.* Hamish Hamilton Ltd., 1993
Tomatis, Alfred A.: *Der Klang des Lebens.* Rowohlt Tb., 2000

SpringerPsychologie

Christian Fazekas

Psychosomatische Intelligenz

Spüren und Denken – ein Doppelleben

2006. XII, 290 Seiten. 14 Abbildungen.
Gebunden **EUR 29,80**, sFr 51,–
ISBN 3-211-21107-1

Unserem Denken entspricht es, zwischen Körper und Geist zu spalten. Dies kann zu Einschränkungen im Umgang mit dem eigenen Körper und in der Nutzung unserer Intelligenz führen. Ausgehend von alltäglichen Auswirkungen ziehen die Autoren aufgrund jüngster Forschungsergebnisse und klinischer Erfahrungen einen ebenso einfachen wie überzeugenden Schluss: Menschliche Intelligenz beinhaltet auch Fähigkeiten, die sich auf den eigenen Körper beziehen und wohl gerade deswegen kaum Beachtung finden.

Im ersten Teil des Buches werden die Bereiche Psychosomatik und Emotionale Intelligenz vorgestellt, um daraus das innovative Konzept der „Psychosomatischen Intelligenz" zu entwickeln. Danach wird die potentiell zentrale Bedeutung dieses Begriffs für unseren Umgang mit Gesundheit, Individualität und sozialer Verantwortung veranschaulicht: Spüren und Denken könn(t)en einander sinnvoll ergänzen! MedizinerInnen, PsychologInnen, PsychotherapeutInnen und Laien lernen umfassend eine neue Sichtweise der Psychosomatik kennen.

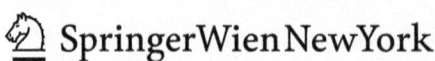

P.O.Box 89, Sachsenplatz 4–6, 1201 Wien, Österreich, Fax +43.1.330 24 26, books@springer.at, **springer.at**
Haberstraße 7, 69126 Heidelberg, Deutschland, Fax +49.6221.345-4229, SDC-bookorder@springer.com, springer.com
P.O. Box 2485, Secaucus, NJ 07096-2485, USA, Fax +1.201.348-4505, service@springer-ny.com, springer.com
Preisänderungen und Irrtümer vorbehalten.

SpringerMedizin

Christina Maslach, Michael P. Leiter

Die Wahrheit über Burnout

Stress am Arbeitsplatz und was Sie dagegen tun können

Aus dem Englischen übersetzt von Barbara Lidauer.
2001. XIII, 185 Seiten. 4 Abbildungen.
Broschiert **EUR 30,40**, sFr 52,–
ISBN 3-211-83572-5

Heutzutage nimmt Burnout in der Arbeitswelt immer größere Ausmaße an. Der heutige Arbeitsplatz wird sowohl in wirtschaftlicher als auch psychologischer Hinsicht oft als ein kaltes, abweisendes, forderndes Umfeld empfunden. Die Menschen fühlen sich emotionell, physisch und geistig erschöpft, unsicher, unverstanden, unterbewertet und ihrer Arbeit fremd.

Das Buch räumt mit dem Mythos auf, dass die Arbeitnehmer allein schuld sind an ihrer Erschöpfung, ihrem Ärger und ihrer „Pfeif drauf"-Haltung, und zeigt, dass die Verantwortung dafür meist beim Unternehmen liegt. Burnout ist ein Zeichen für eine bedrohliche Fehlfunktion innerhalb eines Unternehmens und sagt mehr über den Arbeitsplatz als über die Arbeitskräfte aus.

Die Autoren – Pioniere in der Erforschung von Burnout – stellen die gängigen Meinungen zu diesem Thema in Frage und konzentrieren sich auf die Beschreibung, Vorhersage und Lösung des Problems. Sie zeigen den Arbeitern, Angestellten, Führungskräften und Unternehmensleitern, wie die versteckten Probleme im Unternehmen, die Burnout verursachen, rechtzeitig erkannt und vermieden werden können, schlagen Maßnahmen zur Krisenintervention vor und bieten neue Zielsetzungen an.

SpringerWienNewYork

P.O.Box 89, Sachsenplatz 4–6, 1201 Wien, Österreich, Fax +43.1.330 24 26, books@springer.at, **springer.at**
Haberstraße 7, 69126 Heidelberg, Deutschland, Fax +49.6221.345-4229, SDC-bookorder@springer.com, springer.com
P.O. Box 2485, Secaucus, NJ 07096-2485, USA, Fax +1.201.348-4505, service@springer-ny.com, springer.com
Preisänderungen und Irrtümer vorbehalten.

Springer und Umwelt

ALS INTERNATIONALER WISSENSCHAFTLICHER VERLAG sind wir uns unserer besonderen Verpflichtung der Umwelt gegenüber bewusst und beziehen umweltorientierte Grundsätze in Unternehmensentscheidungen mit ein.

VON UNSEREN GESCHÄFTSPARTNERN (DRUCKEREIEN, Papierfabriken, Verpackungsherstellern usw.) verlangen wir, dass sie sowohl beim Herstellungsprozess selbst als auch beim Einsatz der zur Verwendung kommenden Materialien ökologische Gesichtspunkte berücksichtigen.

DAS FÜR DIESES BUCH VERWENDETE PAPIER IST AUS chlorfrei hergestelltem Zellstoff gefertigt und im pH-Wert neutral.

GPSR Compliance
The European Union's (EU) General Product Safety Regulation (GPSR) is a set of rules that requires consumer products to be safe and our obligations to ensure this.

If you have any concerns about our products, you can contact us on

ProductSafety@springernature.com

In case Publisher is established outside the EU, the EU authorized representative is:

Springer Nature Customer Service Center GmbH
Europaplatz 3
69115 Heidelberg, Germany